María Isabel Ostabal Artigas

SÍNDROME POST-UCI.

EL PRECIO DE SOBREVIVIR A LA ENFERMEDAD GRAVE

FORMACIÓN ALCALÁ

Se terminó de imprimir en los talleres gráficos de Editorial Zumaque en
Polígono Industrial El Retamal, calle olivo 12, Alcalá la Real (Jaén)
en enero de dos mil veintitrés.

Su opinión es importante. En futuras ediciones, estaremos encantados
de recoger sus comentarios sobre este libro. Por favor, háganosla llegar a través
de la web: www.faeditorial.es

Pol. Ind. El Retamal. Calle olivo 12.
23680 ALCALÁ LA REAL (JAÉN)
info@formacionalcala.com / info@faeditorial.es
www.formacionalcala.com / www.faeditorial.es
Tel. 953 58 53 30

1ª Edición: Enero 2023
ISBN: 987-84-18980-67-1
DL: J 660-2022

ÍNDICE

SÍNDROME POST-UCI.
EL PRECIO DE SOBREVIVIR A LA ENFERMEDAD GRAVE

AUTORA

María Isabel Ostabal Artigas

PRÓLOGO

El síndrome post-UCI se da en personas que han sobrevivido a una enfermedad grave y, durante su estancia en UCI han requerido intubación, sedación y/o relajación durante periodos de tiempo prolongados. Afecta a la esfera física, psíquica y cognitiva, mermando la calidad de vida de quien lo sufre y, asociándose a elevados costos sociales, económicos y sanitarios.

Reconocer el problema, identificarlo y poner medidas preventivas ya en la fase crítica de la enfermedad se asocia a un mejor pronóstico. Para su adecuado manejo se requiere de la intervención de equipos multidisciplinares y de la propia familia o su cuidador principal.

La adecuada nutrición, sedación y analgesia, rehabilitación, movilización precoz y el control de todos los eventos estresantes para el paciente, son los pilares de su tratamiento.

Nuestra medicina debe aspirar no sólo a dar años de vida, sino vida a los años.

Dra. María Isabel Ostabal Artigas

1. SÍNDROME POST-UCI: GENERALIDADES

María Isabel Ostabal Artigas

Las unidades de cuidados intensivos, cada vez, tratan pacientes que ingresan con más comorbilidad, a lo que se asocia estancias medias más largas. Por otra parte, los últimos avances tecnológicos permiten la supervivencia de personas que antes fallecían. Todo ello, tiene sus consecuencias y, una de ellas, es el conocido como *síndrome posts cuidados intensivos* o PICS (*Post Intensive Care Syndrome*) que fue identificado por primera vez en el año 2012 por Needham.

Recientemente y, en el ámbito de la todavía no olvidada pandemia del Covid-19, este cuadro clínico ha tomado más entidad científica y más consecuencias tanto personales como socio-económicas y sanitarias. Todos sabemos, que los pacientes con COVID que requieren ingreso en las unidades de cuidados intensivos, tienen estancias muy prolongadas, requieren sedación y relajación, necesitan decúbito prono, ECMOS, corticoides y muchos hacen infecciones nosocomiales y sepsis severas. Factores, todos ellos, que contribuyen de forma decisoria a la aparición de la patología que nos ocupa.

Dejando aparte la situación vivida con la pandemia, el síndrome post-UCI aparece entre el 20-50% de los pacientes que ingresan en estos servicios y que requieren sedación y/o intubación u otras técnicas intervencionistas.

Dentro de sus manifestaciones clínicas, se caracteriza por la aparición de secuelas físicas (como la debilidad adquirida en UCI o DAUCI, disfagia, dolor, etc.), secuelas cognitivas (dificultad en fijar la atención, pérdida de memoria y lentitud en el aprendizaje o en el procesamiento de la información), así como secuelas psicológicas y psiquiátricas, que van desde la ansiedad, pasando por la depresión o el síndrome de estrés postraumático. Si bien, es cierto, que la mayoría de estas secuelas se superan, requieren un manejo por equipos sanitarios multidisciplinarios, durante un periodo de tiempo muy prolongado, que en un gran porcentaje de casos puede sobrepasar el año.

Esto implica mermas muy notorias, en la incorporación y desempeño de la persona en actividades de su vida diaria, tan básicas como el aseo y otras facetas de los autocuidados. Es por ello que los grupos multidisciplinares deben englobar no sólo intensivistas, sino también enfermeras, nutricionistas, rehabilitadores, fisioterapeutas, asistentes sociales, psicólogos, psiquiatras y terapeutas ocupacionales, entre otros.

Como ya hemos referido anteriormente y desarrollaremos a lo largo de este libro, dentro de las alteraciones físicas la debilidad muscular adquirida en UCI es un problema muy importante. Suele afectar sobre todo a la musculatura esquelética y también a la orofaríngea, lo que conlleva la aparición de disfagia tanto de seguridad como de eficacia, especialmente, en aquellos enfermos que han sido sometidos a ventilación mecánica y, dentro de este grupo, tiene una mayor incidencia en aquellos casos en que ha sido necesario realizar una traqueotomía.

Dentro de las *alteraciones físicas que se asocian al síndrome post-UCI,* las más frecuentes son, además de las ya mencionadas y/o a consecuencia de las mencionadas:

- Dificultad para caminar y actividades propias del autocuidado.
- Baja tolerancia a la actividad física.
- Problemas de deglución asociados a desnutrición, deshidratación, penetraciones y/o broncoaspiraciones pulmonares.
- Pérdidas de sensibilidad y daños del sistema nervioso periférico.
- Deterioro de la función pulmonar y cardiocirculatoria.
- Úlceras de decúbito.
- Dolor, anquilosis de articulaciones y otros trastornos ortopédicos.
- Deterioro de los sentidos (vista, oído, gusto, olfato)
- Otros.

Dentro de la esfera cognitiva, es muy frustrante, tanto para el paciente como para su entorno social, la aparición de estos desordenes, que limitan su vida y acotan la de las personas que conviven con él y le cuidan. Estos trastornos, además, presentan una elevada prevalencia. Se calcula que, en el momento de ser egresado de las UCIs, entre un 70-100% de los enfermos sufren algún grado de deterioro. Este porcentaje se reduce, entre un 45 y un 80% al año; pero el 20% de todos los pacientes ingresados en UCI, presenta dificultades a los cinco años. Dentro de los factores de riesgos, que han demostrado estar vinculados a la aparición de este problema, se encuentra el haber sufrido cuadros confusionales agudos durante el ingreso, el estrés frente a la hospitalización y la hiperglucemia de estrés, la variabilidad glucémica o los episodios de hipoglucemia. Todos estos factores los iremos desarrollando a lo largo de este libro.

Si bien ningún factor integrante de la cognición se escapa de poder verse afectado en mayor o menor medida, es cierto que los *deterioros que sobrevienen con más frecuencia* son:

- Capacidad de fijación y atención.
- Memoria.
- Funciones ejecutivas.
- Habilidades visuales y espaciales.

Dada la variabilidad interpersonal de este problema, se debe realizar una evaluación detallada e individualizada de cada persona, así como una valoración de cómo repercute sobre su calidad de vida y desempeño de las actividades cotidianas.

Este bajo rendimiento, es bastante frecuente que persista al año del alta. Y según se recoge en la literatura, a los tres meses, el 40% de los pacientes muestran un deterioro similar al que presentarían si hubieran sufrido un traumatismo craneoencefálico moderado y, un 20-30% muestran clínica que pudiera ser equiparada a un Alzheimer leve. Aunque es obvio que las personas jóvenes tienen más plasticidad cerebral y por tanto las hace más resistente a padecer este tipo de secuelas, no por ello se libran de su presencia.

Afortunadamente la rehabilitación con estimulación cognitiva ha demostrado una buena respuesta en el campo de la orientación, atención, memoria y tiempo de procesamiento; aunque las alteraciones de las funciones ejecutivas requieren intervenciones más contundentes y pese a ello con resultados más desalentadores. No es extraño, tampoco, que el paciente tras ser dado de alta siga presentando cuadros confusionales agudos y presencia de alucinaciones.

En cuanto a la esfera emocional, se produce una ruptura contundente con la normalidad y lo cotidiano, apareciendo síntomas emocionales intensos y de difícil gestión. El miedo es incontrolable y limitante en muchas ocasiones. El paciente revive su conexión a la ventilación mecánica, la sedación y, las limitaciones de la movilidad, a veces por medidas de contención, aplicadas por su propia seguridad, pero que siempre que sea posible deberán sustituirse y dar paso, al acompañamiento familiar, reorientación, diálogo y humanización de los cuidados.

La mejor manera de tratar estos problemas es su *prevención*. Esta, se basará en protocolos consensuados de sedación, abogando la mayor parte de los autores por sedaciones mínimas e intermitentes, protocolos de detección del síndrome confusional agudo y protocolos sobre las medidas de contención mecánica, dirigidos a la no implementación de su uso, con la salvedad de aquellas situaciones que pongan en riesgo la seguridad del paciente o la integridad de los cuidadores.

Los *efectos emocionales patológicos* más frecuentes, tras el alta de UCI son:

- La ansiedad, aparece en el 70% de los casos, afectando sobre todo a personas jóvenes.
- La depresión en el 30%.
- El trastorno de estrés postraumático entre el 10 y el 50%.

Estos problemas de salud y de calidad de vida, se mantienen en un alto porcentaje de casos activos a los dos años. Los pacientes siguen reviviendo a modo de terrores nocturnos, ataques de pánico o pesadillas, las experiencias o imágenes de la UCI; lo cual hace pensar en la falsedad de la creencia de que el paciente ingresado en críticos no recuerda nada de lo vivido, puesto que cerca del 90% de los mismos presentan recuerdos desagradables.

Huelga decir que padecer estas secuelas, se asocia a una baja calidad de vida, poco rendimiento cotidiano, imposibilidad de su incorporación efectiva a la sociedad y a su vida laboral e incrementos en los costes sociales, sanitarios y económicos.

Los trastornos del sueño también son frecuentes, debido a las alteraciones que han sufrido en los ciclos sueño-vigilia y, que pueden ser una de las primeras manifestaciones, que nos deben hacer sospechar en la presencia de un síndrome post-UCI. No hay que olvidar, que fármacos sedantes que utilizamos en la UCI como el propofol y las benzodiacepinas o los opiáceos, alteran la estructura del sueño.

Merece también la pena mencionar en esta introducción, que no sólo el paciente padece secuelas importantes, sino que estas, se extienden también a su familia. Un alto porcentaje de los miembros que integran estos núcleos familiares, sufren también ansiedad, depresión, estrés postraumático, fatiga, aumento de las conductas de riesgo (tabaquismo, alcohol, drogas), problemas de sueño y trastornos alimentarios, entre otros.

Los *factores de riesgo* para la aparición de síndrome post-UCI son, entre otros, la ventilación mecánica, shock, sepsis, periodos prolongados de hospitalización y de sedación, aparición de cuadros confusionales agudos e inmovilidad, así como la existencia previa de comorbilidad que arrastra el paciente como puede ser diabetes, hipertensión, asma, fragilidad física y cerebral en todos sus aspectos y la enfermedad obstructiva pulmonar crónica.

Dada la severa afectación en cada una de estas esferas (física, cognitiva y emocional), se están implantando cada vez *medidas preventivas* durante las fases iniciales de ingreso en UCI, como son aquellas que se enfocan a:

- Una atención más personalizada y humanizada del paciente.
- Manejo adecuado del dolor.
- Manejo adecuado de la sedación.
- Protocolos de cuidados de las úlceras por presión y otras lesiones.
- Gestión de la contaminación ambiental (ruidos y luces, especialmente).
- Inclusión del tratamiento rehabilitador y fisioterapéutico.
- Inclusión de terapias ocupacionales, que abarquen las tres esferas.
- Flexibilidad en los tiempos de acompañamiento del enfermo por el cuidador habitual o su familiar más allegado e implicado en su atención.
- Reeducación de los sentidos como el sabor y el olor, que pierden muchos pacientes y, especialmente aquellos que requieren traqueotomía.

Todas estas medidas se han englobado dentro del ABCDEF *bundle:*

A. Valoración, prevención y manejo del dolor.
B. Retirada de sedación intermitente para incentivar y valorar el nivel de conciencia y la respiración espontánea.
C. Elección adecuada de la sedación y de la relajación.
D. Valoración, prevención y manejo del delirio.
E. Movilización precoz y ejercicio.
F. Empoderamiento de la familia e inclusión tanto en las decisiones como en los cuidados a lo largo del proceso.

El seguimiento de estos enfermos ingresados en UCI, no debe terminar en el momento que el paciente es dado de alta a planta. Es necesario realizar un seguimiento al menos en la primera semana del alta a Planta y posteriormente.

El Instituto Nacional de Salud del Reino Unido aconseja un programa de evaluación y seguimiento de los pacientes que sobreviven a la UCI en sus guías NICE, basándose en el hecho de que entre un 10 y un 40% de los pacientes que sobreviven a la UCI y/o a su paso a planta, requieren reingresos dentro de los 30-180 días del alta hospitalario, lo que lleva consigo un incremento de la mortalidad y de los costes sanitarios.

En pacientes especialmente vulnerables como ancianos, psiquiátricos, los que padecen insuficiencia cardíaca y reciben mucho tratamiento farmacéutico y patologías crónicas como la enfermedad pulmonar obstructiva crónica, se ha demostrado que el seguimiento tras ser dados de alta, tiene un impacto significativo en la disminución de los reingresos. Pero no hay que olvidarse de todos aquellos que requieren ventilación mecánica sobre todo prolongada, constituyen un grupo muy vulnerable de sufrir reingresos, ya que su calidad de vida y su funcionalidad se suele deteriorar.

La *Sociedad argentina de terapia intensiva* (SATI) aconseja como población que tras ser dada de alta de UCI requiere un seguimiento, aquella que presenta por lo menos dos de los siguientes *criterios:*

- Score APACHE II>14.
- Fragilidad al ingreso en la UCI, de acuerdo con el *score de fragilidad clínica CSHA* (*Clinical Frailty Scale, del Canadian Study of Health and Aging*). Los pacientes que presenten fragilidad leve al ingreso deberían incluirse en el programa de seguimiento.
- Duración de la ventilación mecánica invasiva o ventilación mecánica no invasiva superior a 7 días.
- Pacientes que no consiguen la deambulación con ayuda o presentan debilidad marcada al alta de UCI.
- Estancia en UCI superior a 10 días.
- Pacientes que según la valoración del médico que lo asiste presenten indicación de seguimiento.

Se excluirán del seguimiento en consultas de cuidados post-UCI:

- Los pacientes con diagnóstico de deterioro cognitivo severo previo o cualquier condición que impida su rehabilitación.
- En aquellos casos en que el paciente es derivado a centro de rehabilitación o geriátricos, se podría hacer un seguimiento telefónico.

Revisando el *sistema GRADE* (tabla 1) y las recomendaciones que existen en los programas de seguimiento de los pacientes con síndrome post-UCI, nos encontramos con grandes vacíos, que solo el tiempo y la experiencia conseguirán ir llenando y perfeccionando en aras de una mejor sanidad.

Parece razonable la actitud que están tomando la mayor parte de los grupos multidisciplinares que atienden el síndrome post-UCI y, hacer una primera revisión del enfermo dentro del primer mes del alta hospitalaria a fin de valorar las diferentes esferas (física, cognitiva o psicológica) que pueden verse afectadas y, de este modo poder establecer si es necesario un tratamiento precoz, derivándose al especialista correspondiente. Una segunda cita a los seis meses del alta hospitalaria parece prudente. Y en aquellos pacientes que salen del hospital sin presentar alteraciones, se podrían citar a los 12 meses del alta. En caso de detectar algún problema, la frecuencia de seguimiento podrá aumentar según considere el equipo tratante.

Tabla 1. *Recomendaciones según el sistema GRADE para el programa de seguimiento.*

	Evidencia	Recomendación
Población a seguir	—	Sin recomendación
Número visitas	—	Sin recomendación
Sanitarios implicados	—	Sin recomendación
Seguimiento sobrevivencia al alta	Evidencia baja	Sin recomendación
Función física	Evidencia muy baja	Sin recomendación
Función mental	Evidencia muy baja	Sin recomendación
Dolor	—	Sin recomendación
Función cognitiva	—	Sin recomendación
Calidad de vida	Evidencia muy baja	Sin recomendación
Nutrición	—	Sin recomendación
Duración del seguimiento		Sin recomendación

Los *dominios básicos* para evaluar al alta por el programa de seguimiento y las herramientas recomendadas para su evaluación serán:

- *Control de la supervivencia o sobrevida del paciente:* Se podría realizar por vía telefónica o personalmente.
- *Control de la función física:* Es una de las esferas más comprometidas al alta de UCI y debe ser valorada al alta, existiendo para ello los siguientes test:
  - *Test de la caminata de 6 minutos (TC6M):* Valora de forma conjunta la funcionalidad del aparato respiratorio, cardiovascular, metabólico, musculoesquelético y neurosensorial que el individuo ejercita durante esta actividad. Si el paciente no puede deambular se utilizará el índice de Katz.
  - *Índice de Katz:* Valora la dependencia o independencia de las personas en 6 actividades de la vida diaria:
    - » Baño (esponja, ducha o bañera).

» Vestirse.
» Uso del servicio para hacer sus necesidades.
» Transferencia de la cama a silla.
» Continencia.
» Alimentación.

– *Test timed up and go (TUG):* En este test el paciente se levanta de una silla, camina, se gira sobre sí mismo y retrocede para sentarse de nuevo, mientras el examinador cronometra el tiempo que precisa para realizar esta prueba.
  Si hay limitaciones de la actividad física se le introducirá en un programa de rehabilitación.

- *Control de la salud mental:* Se recomienda evaluar la ansiedad, la depresión y el estrés postraumático.
  – La depresión se podrá evaluar utilizando el *score Hospital Anxiety and Depressión Scale (HADS)* o el *inventario de depresión de Beck-II (BDI-II).* En la escala de HADS si de los 17 ítems da una puntuación superior a 7 puntos, se valorará revisión por psiquiatra. El BDI-II es una escala que puntúa de 0 a 63 puntos y valores por encima de 14 o 20, también requerirán revisión por especialista.
  – La ansiedad se podrá evaluar con el *inventario de ansiedad de Beck (BAI),* esta escala puntúa de 0 a 63 puntos y valores superiores a 11 podrían requerir revisión por especialista.
  – El síndrome de estrés postraumático, se puede evaluar con diferentes escalas, según el protocolo del equipo, como puede ser la *escala de impacto del evento* (EIE) o la *escala de impacto del evento revisada* (EIE-R).
- La evaluación del dolor también debe ser englobada en el programa de seguimiento, por ser uno de los síntomas más limitante en estos pacientes. Para evaluar el dolor se utilizará la pregunta número 4 del score de calidad de vida Euroqol EQ-5D-3L
- En cuanto a la función cognitiva se recomienda utilizar el *test Montreal Cognitive Assessment* (MOCA) o el *test Repeatable Battery for the Assessment of Neuropsychological Status Update (RBANS Update),* no obstante, para utilizar este test se requiere registro y pago.

El cuestionario para valorar la calidad de vida recomendado es el Euroqol EQ-5D 3L, este cuestionario se puede hacer por vía telefónica y puede ser contestado por un familiar. Otro test que se puede utilizar es el SF-36.

El estado nutricional se valorará con el MST (*Malnutrition Screening Tool*). Se recomienda que aquellos pacientes que puntúen ≥ 2 puntos sean derivados a un nutricionista. Del mismo modo, la administración de nutrición por vía nasogástrica o por ostomía es indicación de seguimiento por parte de la unidad de nutrición.

No debemos olvidar revisar el tratamiento farmacológico que recibe al alta, con la finalidad de ajustar la medicación y su dosificación, de acuerdo a la situación actual.

Otros aspectos a valorar son la disfagia, la función respiratoria, la cardiológica y la salud psicológica del cuidador y resto de los familiares.

2. SÍNDROME DE DEBILIDAD AQUIRIDA EN UCI

Remedios Calero Gómez y María Isabel Ostabal Artigas

El síndrome de debilidad adquirida en UCI (DAUCI) tiene una prevalencia de casi el 50% de los pacientes con diagnóstico de sepsis, fracaso multiorgánico o necesidad de ventilación mecánica, durante más de cinco días.

Existen tres *causas* de DAUCI, que por orden de frecuencia son:

- *Miopatía aguda*, en la cual el músculo se ve afectado de forma primaria. También se conoce como *miopatía del enfermo crítico.*
- *Polineuropatía*, este trastorno fue inicialmente descrito por Bolton y colaboradores, hacia la década de los ochenta. En ella se afectan los axones motores y sensitivos, conociéndose también como polineuropatía del enfermo crítico.
- *Bloqueo persistente post-retirada de los relajantes musculares*, siendo poco frecuente, salvo en pacientes con insuficiencia renal.

Dado que es difícil distinguir clínicamente una causa de otra y, en la mayoría de los casos coexisten, algunos autores han optado por denominar estos cuadros como CRIMYNE (*critical illness myopathy and/or neuropathy*) o más frecuentemente como DAUCI.

Factores de riesgo

- Uso de corticoides.
- Relajantes musculares.
- Sepsis.
- Hiperglucemia.
- Respuesta inflamatoria sistémica.

- Nutrición parenteral total.
- Uso de furosemida.
- Uso de aminoglucósidos.
- Ventilación mecánica prolongada.

Fisiopatología

Se cree que el daño muscular y las polineuropatías que sufren los pacientes críticos se debe a la acción de las citocinas, que envían órdenes al cerebro, al hígado y al músculo, para que liberen nutrimentos y estos puedan ser utilizados por las células sanguíneas, en detrimento del almacenamiento de los mismos en hígado, músculo y tejido graso.

Este exceso de nutrimentos, los ceden los músculos –que son el único almacén de aminoácidos existente en el cuerpo humano– tan necesarios para fabricar glucosa como para que el hígado sintetice proteínas de fase reactiva aguda (que tienen misiones diferentes en la lucha contra la amenaza que acecha al paciente). Esta, es una de las razones por las cuales el paciente crítico pierde un kilo de masa magra diaria, durante la primera semana y uno de los motivos de la sarcopenia asociada a la enfermedad grave.

Por otra parte, la inmovilidad produce a nivel muscular la liberación de una citocina conocida con el nombre de *miostatina*, y el aumento de la misma en sangre produce destrucción de las células musculares satélites, con lo cual la reparación de las fibras musculares se hace muy complicada.

En cuanto, al sistema nervio central y periférico, se le da prioridad para captar nutrimentos de la sangre, sobre todo glucosa, por no ser estas células dependientes de los receptores GLU-4, sino de los receptores GLU-1. Y esto provoca una acumulación de glucosa en el citoplasma de las neuronas y células gliales, que terminan paralizando el funcionamiento de las mitocondrias y con ello acumulando sustancias oxidantes tipo peroxinitrito y superóxido, las cuales *agujerean* las membranas de las células y provocan su muerte, produciéndose así un deterioro del axón. Prueba de ello es que, se ha identificado un aumento en la proteólisis por la vía de calpaínas y ubiquitina-proteasomas, reguladas por el exceso de citoquinas pro-inflamatorias y apoptosis.

No hay que olvidar en la fisiopatología de la DAUCI, el efecto de la glicación de proteínas de membrana tanto de músculos como de nervios.

Las alteraciones histológicas halladas son llamadas *miopatía cuadripléjica aguda* y se clasifican en tres *subgrupos:*

- *Miopatía caquéctica no necrotizante difusa:* Presenta variaciones anormales del tamaño de las fibras musculares, atrofia de predominio de fibras tipo II, degeneración grasa de las fibras musculares y fibrosis.
- *Miopatía de filamentos gruesos:* Con disminución selectiva de miosina, evidenciada mediante microscopia electrónica.
- *Miopatía necrotizante aguda:* Se acompaña de necrosis prominente con vacuolización y fagocitosis de las fibras musculares visibles a la microscopia óptica como lesiones escasas, difusas o masivas.

Clínica

El síndrome de debilidad asociada a UCI se sospecha en pacientes que sufrieron una sepsis severa, un fallo multiorgánico, fueron o están sometidos a ventilación mecánica con sedaciones prolongadas y presentan tal debilidad en extremidades y/o músculos respiratorios que es imposible progresar en el destete del respirador. A la exploración física, destaca una cuadriparesia flácida y simétrica, así como reducción o ausencia de los reflejos tendinosos profundos.

Los pacientes con polineuropatía pueden presentar pérdida distal de la sensibilidad a la vibración, al dolor y a la temperatura. Los músculos faciales, normalmente, están respetados, aunque puede también existir debilidad. Esta polineuropatía también afecta a los nervios frénicos y a los músculos respiratorios como el diafragma y los accesorios. Aunque la polineuropatía es principalmente una neuropatía periférica, el sistema nervioso central también se encuentra frecuentemente afectado, manifestándose en forma temprana como una encefalopatía difusa inespecífica.

Diagnóstico

La escala de MRC (*Medical Research Council, MRC*) se utiliza como herramienta para el diagnóstico de la DAUCI (Tabla1). Esta escala valora la fuerza en tres grupos musculares de cada extremidad. Una puntuación por debajo de 48 o menor de 4 como media de la exploración de los distintos grupos musculares, más una medición mediante *handgrip* de la fuerza por debajo de 11 en hombres o de 7 en mujeres en la mano dominante, mediante *dinamometría*, se considera diagnóstico fehaciente de DAUCI.

Tabla 1. *Escala MRC.*

Abducción brazo derecho e izquierdo	0 = Sin contracción muscular
Flexión del antebrazo derecho e izquierdo	1 = Leve apenas visible
Extensión de la muñeca derecha e izquierda	2 = Actividad sin gravedad
Flexión pierna derecha e izquierda	3 = Actividad contra gravedad
Extensión de la rodilla derecha e izquierda	4 = Actividad contra gravedad y poca resistencia
Dorsiflexión del pie derecha e izquierdo	5 = Actividad contra gravedad y resistencia completa

Se valora cada movimiento descrito en la columna izquierda en cada extremidad, dando 0 a 5 puntos como se señala en la columna derecha. La puntuación máxima son 60 puntos. Para el diagnóstico de DAUCI 48 puntos.

Diagnóstico diferencial

El diagnóstico diferencial del DAUCI debe hacerse con los siguientes *cuadros:*

- Afectación medular por trauma, isquemia, mielitis transversa, abscesos epidurales, entre otros.
- Afectación de la asta anterior de la médula espinal (ELA).
- Afectación de nervios periféricos por Guillain-Barré, porfiria, vasculitis, toxinas, fármacos o compresión.
- Afectación de placa neuromuscular por miastenia gravis, Lambert-Eaton, botulismo y bloqueo neuromuscular prolongado por insuficiencia renal, especialmente.
- Afectación muscular por distrofia muscular, polimiositis, parálisis periódica, enfermedades congénitas de índole metabólica o mitocondrial, rabdomiólisis, miopatías tóxicas, hipofosfatemia e hipokalemia.

Tratamiento

Actualmente, la única intervención efectiva en el manejo y tratamiento de la DAUCI es la *prevención*. Haciendo especial mención a la reducción o discontinuación del tratamiento con glucocorticoides, aminoglucósidos y bloqueantes neuromusculares, tan pronto como sea posible.

Lograr un control estricto de la hiperglucemia de estrés con insulina y evitando todos aquellos factores que afecten a la misma, así como una vigilancia estricta para evitar la variabilidad glucémica que exceda los 20 mg/dl.

Manejo agresivo de la sepsis y del fracaso multiorgánico, aspirando a modos de ventilación mecánica espontáneos o al menos asistidos/controlados.

Evitar *complicaciones médicas,* adiciones por un mal control de nutrición parenteral y/o enteral y otras medicaciones especialmente sensibles. Dentro de las primeras, merece la pena destacar:

- *Síndrome de realimentación.*
- *Síndrome de sobrecarga lipídica,* por un mal cálculo de los requerimientos de lípidos, que no deberían exceder en un paciente críticos los 0,7-1,5 gr/kg/día (siendo necesario contar tanto los requerimientos propiamente nutricionales como extra nutricionales):
  – Propofol®.
  – Clevidipino®.
  – Uso de corticoides a altas dosis.
  – Otros.
- *Hiperglucemia* por un mal cálculo de los requerimientos de hidratos de carbono, que no deberían exceder en un paciente crítico los 3,5 gr/kg/día (siendo necesario contar tanto los requerimientos propiamente nutricionales como extra nutricionales):
  – Soluciones glucosadas.
  – Prismasol®, citratos, lactatos de soluciones de hemodiálisis.
  – Uso de corticoides a altas dosis.
  – Otros.

Implementar los protocolos de rehabilitación temprana, con movilización precoz, definiéndose como *movilización precoz en UCI,* aquella que se realiza entre el segundo y el quinto día de su estancia.

No obstante, merece la pena reseñar que una revisión sistémica realizada por la Cochrane apunta a que la única intervención que ha demostrado reducir la DAUCI es el control estricto de las glucemias.

Pronóstico

Este depende de la severidad del cuadro una vez que ha aparecido. La DAUCI aumenta la estancia hospitalaria y el consumo de recursos. A medio y largo plazo se recoge que aproximadamente un tercio de los pacientes mueren en la fase aguda, un tercio puede deambular normalmente entre el tercero o cuarto mes y otro tercio tardan de cuatro a doce meses para poder deambular o continúan necesitando conexión a ventilación mecánica domiciliaria.

3. FÁRMACOS, MIOPATÍA O POLINEUROPATÍA

Gerardo Pascual Abad y Blanca Hernández Dous

En las UCIs los pacientes están polimedicados y, en muchas ocasiones como efectos adversos, el propio medicamento o la interacción entre ellos provocan lesiones en el músculo y los nervios.

Estas lesiones musculares o miopatías tienen diferentes patogenias como son la toxicidad directa, la mediada inmunológicamente y el daño muscular directo. Son *fármacos o sustancias* que con mucha frecuencia afectan al músculo:

- Corticoides.
- Antipalúdicos.
- Colchicina.
- Estatinas.
- Aminoglucósidos.
- Daptomicina.
- Relajantes musculares.
- Cocaína.

Existen *otros fármacos o sustancias*, que también pueden hacerlo, pero lo hacen de forma más infrecuente y, entre los cuales nos encontramos:

- Alcohol.
- Zidovudina.
- Penicilamina.
- Ácido épsilon aminocaproico.
- Procainamida.
- Interferón alfa.

Dentro de estos fármacos, solo vamos hacer alusión a *los más utilizados* en UCI y, a los que se les ha implicado más en la aparición de la DAUCI, como son:

- *Glucocorticoides:* Estos producen miopatía por afectación directa. Tienen un efecto catabólico directo sobre el músculo, además de aumentar la apoptosis de los miocitos.
  Por otra parte, los glucocorticoides inhiben la acción de la protein kinasa conocida como *AKT1*. Esto provoca un aumento de la ubiquina ligasa atrogina1, que desencadena la degradación de las proteínas del músculo, sin olvidar que los glucocorticoides también alteran la diferenciación muscular.
  La miopatía por glucocorticoides se da, sobre todo, con el uso de dosis elevadas (40-60 mg/día) y es infrecuente a dosis menores de 10 mg/día. Tampoco es común verla cuando su administración es por vía inhalatoria o infiltración epidural.
  Dexametasona (glucocorticoide fluorado) aumenta el riesgo.
  Para el diagnóstico de la miopatía por glucocorticoides no existe ningún método, puesto que las enzimas musculares y el electromiograma son normales y, en la biopsia lo único que se evidencia es una atrofia inespecífica de las fibras tipo IIb.
- *Relajantes musculares tipo pancuronio y vecuronio* producen deterioro muscular por bloqueo neuromuscular prolongado. Esto se observa sobre todo en caso de insuficiencia hepática o renal, por la acumulación de los 3-hidroxi y 3-desacetil, metabolitos activos. Estos cuadros se exacerban cuando hay trastornos metabólicos tales como la hipofosfatemia y en especial la hipermagnesemia. Aunque se hace mención a estos dos relajantes musculares, cuando se prolonga la duración del tratamiento, la afectación muscular por desuso es muy frecuente, con cualquiera de ellos.
- *Los aminoglucósidos* en pacientes que están con relajantes musculares o que sufren una miastenia gravis, pueden contribuir a provocar un bloqueo neuromuscular prolongado, por lo cual y, siempre que sea posible se evitará el uso conjunto de relajantes musculares y aminoglucósidos.
- *Daptomicina* es un antibiótico muy utilizado en UCI en el contexto del tratamiento de la endocarditis, sobre todo. La principal toxicidad que presenta es muscular, pudiendo ir desde una elevación asintomática de los niveles de CPK a una miopatía con entidad clínica. No obstante, también hay que decir que la incidencia estimada de elevación sintomática de CPK es baja y oscila entre el 3 y el 7% y la incidencia de miopatía

grave está sobre el 0,2%, si bien cuando se usa a dosis elevadas de 10-12 mg/kg/ día, esta incidencia de lesiones musculares aumenta. Es por ello que deberían medirse periódicamente los valores de CPK, sobre todo en pacientes de riesgo elevado (insuficiencia renal, CPK basal elevada y uso concomitante con estatinas, fibratos y ciclosporinas). Daptomicina debe suspenderse cuando aparecen mialgias o elevación de la CPK > 5 veces el valor normal.

- *Las estatinas (simvastatina, atorvastatina, rosuvastatina)* que se utilizan sobre todo en UCIs coronarias y de cirugía cardíaca, pueden provocar dolor muscular, miositis y debilidad. Estos cuadros afectan al 20-30% de los pacientes y, probablemente su incidencia sea superior en pacientes polimedicados, como los que ingresan en UCI. La inhibición que producen de la enzima HMG-CoA reductasa, para bloquear la cadena de síntesis del colesterol, también lo hace sobre la síntesis de coenzima Q-10, que se necesita para un adecuado funcionamiento aeróbico muscular. Este déficit de CoQ10 provoca la sobreproducción de radicales libres, que pueden causar lesiones al músculo. El grado de afectación muscular tiene muchas expresiones clínicas y va desde un dolor leve a cuadros severos de destrucción muscular que pueden poner en peligro la vida del paciente. Son factores predisponentes la edad avanzada, sexo femenino, presencia de patología muscular previa y asociación con determinados fármacos. Las personas que más predisposición tienen a desarrollar miopatía se identifican por presentar un polimorfismo genético del gen SLCO1B1 que codifica la proteína OATPB1 que transporta las estatinas al interior de la célula hepática.

  Los *cuadros de afectación musculares* que pueden aparecer son:
  - *Mialgias:*
    - » Molestias musculares difíciles de explicar con CPK normal.
    - » Dolor muscular.
    - » Rigidez muscular.
    - » Sensibilidad muscular.
    - » Calambres musculares.
  - *Miopatías:*
    - » Debilidad muscular asociada a elevación de CPK
  - *Miositis:*
    - » Inflamación muscular e infiltrados de células inflamatorias.

– *Necrosis muscular:*
» Con incremento de la CPK:
* *Leve:* CPK >3 y <10 veces el valor normal.
* *Moderada:* CPK >10 veces el valor normal.
* *Severa:* CPK >50 veces el valor normal.

– *Rabdomiolisis:* Necrosis muscular con mioglobinuria o insuficiencia renal agua con elevación de la creatina > 0,5 mg/dl.

Estos problemas musculares son más frecuentes cuando el paciente es alcohólico, tiene un bajo IMC o está tratado con amiodarona, verapamil, warfarina, ciclosporina o macrólidos.

En cuanto a los fármacos que pueden producir polineuropatía en UCI se encuentran como más frecuentes: Amiodarona, hidralazina, isoniazida, metronidazol, carbamazepina, fenitoína y fenobarbital.

Otras de las causas que afectan tanto a los músculos, como a los nervios y a las estructuras neuromusculares son las alteraciones electrolíticas y los trastornos metabólicos del medio interno.

4. SEPSIS Y POLINEUROPATÍA

María Isabel Ostabal Artigas y Gertrudis Gerona López

Hacia 1984, Bolton y colaboradores, comunicaron una serie corta de pacientes críticos sépticos, que habían desarrollado una polineuropatía axonal aguda, denominándola *polineuropatía del paciente crítico.* Consiste en la degeneración axonal primaria de fibras motoras y sensitivas que se acompaña a consecuencia de la denervación aguda, de degeneración de las fibras musculares.

Estos cuadros se ven sobre todo en pacientes que desarrollan síndrome de respuesta inflamatoria aguda (SRIS) y sepsis grave con síndrome de fracaso multiorgánico.

La *incidencia* de polineuropatía axonal aguda del paciente crítico en el contexto de la sepsis grave de más de 7-10 días de duración se sitúa en torno al 75%, aunque también un tercio de los postoperatorios de cirugía cardíaca que requieren ventilación mecánica por más de tres días desarrollan este cuadro.

En cuanto a la *etiopatogenia* se sabe que en la sepsis se produce una brutal tormenta de citocinas, que provocan desequilibrios metabólicos e inflamatorios, dentro de los cuales con evidencia científica el único factor que se ha demostrado que se asocia a su aparición es la hiperglucemia de estrés y la variabilidad glucémica superior a 20 mg/dl, sobre todo cuando se asocia a ventilación mecánica, relajación y/o uso de corticoides. No obstante, hay otras causas que contribuyen a su aparición como son las alteraciones en la osmolaridad y las alteraciones electrolíticas.

En *estudios anatomopatológicos* se ha demostrado la existencia de una afectación del axón sin afectación de la mielina ni signos inflamatorios, habiéndose demostrado que estas alteraciones histológicas se preceden de alteraciones neurofisiológicas, con lo cual se cree que los trastornos funcionales del nervio preceden a los cambios estructurales. La afectación de los músculos es prácticamente la norma en el 100% de los casos, hallándose alteraciones inespecíficas en estudios histológicos y que se atribuyen a la denervación.

En el paciente séptico la polineuropatía axonal se manifiesta cuando este, mejora y, se empieza con la desconexión de la ventilación mecánica. En muchas ocasiones, aunque no siempre, los reflejos osteotendinosos pueden estar abolidos. Los niveles de CPK son normales o ligeramente elevados. El LCR no presenta alteraciones patológicas.

Para el *diagnóstico* de la polineuropatía debe realizarse un estudio neuro-electrofisiológico, que comprenda la realización de un electromiograma y un electroneurograma. Este estudio pondrá en evidencia la degeneración axonal primaria de las fibras motoras y sensitivas con atrofia por denervación de los músculos esqueléticos, parece ser que existe un predominio de la afectación de las fibras motoras sobre las sensitivas. Los datos de degeneración axonal son la conservación de la velocidad de conducción, latencia distal normal y caída del potencial de respuesta motora, que en casos graves puede estar ausente. Es fundamental para el diagnóstico buscar datos de denervación en los músculos, que pongan en evidencia la agudeza del proceso y, que se manifestarán con la aparición en el electromiograma de potenciales de fibrilación y ondas positivas.

Se estudiará también la unión neuromuscular para lo que realizaremos una estimulación repetida a 3 y 20 Hz y descartaremos la persistencia de un bloqueo de conducción a dicho nivel por trastornos metabólicos o fármacos. En la polineuropatía del paciente crítico no se detectan bloqueos de conducción.

En cuanto al *pronóstico* se sabe que en los casos leves es bueno y la recuperación se da en semanas. Pero en los casos de afectación grave, el pronóstico funcional puede ser desolador, persistiendo a los 24 meses una importante limitación tanto para la movilidad como para los simples autocuidados. Se ha visto que cuando coexiste la neuropatía axonal con un enlentecimiento de la velocidad de conducción, la recuperación es peor.

Los tres parámetros que se asocian a una *peor recuperación* son: tiempo prolongado para resolver la sepsis, pérdida de peso y estancia prolongada en UCI.

5. MOVILIZACIÓN PRECOZ EN UCI

María Isabel Ostabal Artigas

En servicios tan altamente especializados como las UCIs, los pacientes tienden a permanecer durante periodos largos de tiempo sedados e inmovilizados, siendo esto un factor de riesgo para el desarrollo de la DAUCI.

Por ello, debemos cambiar el enfoque y la cultura de seguridad que tenemos inculcada en cuanto a la atención crítica de nuestros enfermos, dando un giro de 180° y, derivando todos nuestros esfuerzos a la *movilización precoz o temprana,* definiéndose como tal una intervención encaminada a proporcionar un estímulo motor, sensitivo y propioceptivo, para disminuir el impacto negativo que tiene la enfermedad y el ingreso en unidades de críticos. La movilización precoz pretende mantener o restablecer la función músculo-esquelética, mediante la intensificación y aplicación precoz (en los primeros 2-5 días) de tratamiento físico, que va desde la movilización pasiva o activa, hasta el uso de otros aparatos como el *cicloergómetro*.

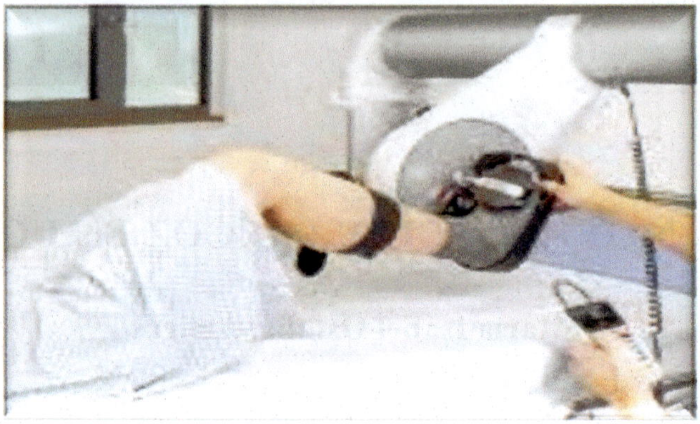

Para poder iniciar un tratamiento efectivo de movilización precoz, se debe comenzar de forma muy temprana con los movimientos pasivos, que consisten en movilizar cada una de las articulaciones de forma pasiva. Con esto, se quiere que el paciente mantenga los movimientos fisiológicos y el recorrido completo articular, evitando la rigidez o anquilosis articular; de esta forma, también se disminuye la destrucción ósea y de forma indirecta se facilita el drenaje de las secreciones respiratorias.

En muchas ocasiones, el paciente presenta tan bajo nivel de conciencia, por el efecto de los sedantes, que es prácticamente imposible realizar movilización precoz, por lo cual de forma conjunta a un protocolo para realizar de forma efectiva esta intervención, debería existir otro para evitar el exceso de sedación y evitar los cuadros confusionales agudo.

Estas intervenciones de movilización precoz estarían *contraindicadas* en los siguientes casos:

- Pacientes en proceso de muerte.
- Trauma o cirugía que afecta a miembros inferiores, pelvis o columna lumbar.
- Cavidad abdominal abierta.
- Úlceras venosas.
- Trastornos de la coagulación.
- Trombosis venosa profunda.
- Tromboembolismo pulmonar.
- Hipertensión intracraneal.
- Agitación severa.

Dentro de las *contraindicaciones relativas* se encuentran la:

- Inestabilidad respiratoria ($FiO_2 > 0,6$ y saturaciones de oxígeno < 90%.)
- Inestabilidad hemodinámica pese a apoyo vasopresor.

Los *objetivos de la movilización precoz* son:

- Prevenir la DAUCI.
- Disminuir la incidencia de polineuropatías del paciente crítico.
- Mejorar la capacidad funcional y la calidad de vida de los pacientes egresados de estas dependencias.
- Evitar o reducir la dependencia para los autocuidados y para las actividades de la vida diaria.
- Disminuir los efectos adversos del encamamiento y las complicaciones.
- Reducir el número de días de ventilación mecánica.
- Evitar estancias prolongadas en UCI y los sobrecostes que ello supone.

Para la movilización precoz del paciente crítico, es necesario que exista suficiente personal y que estén adecuadamente formados para realizar este trabajo. Además, debe existir médico y otros sanitarios disponibles para poder solventar de forma efectiva un efecto deletéreo durante la movilización y el ejercicio.

El *mínimo personal* que se requiere es:

- Enfermera responsable del paciente.
- Auxiliar responsable del paciente.
- Médico responsable del paciente.
- Fisioterapeuta.
- Celador.

El paciente debe estar informado de todo lo que se va a realizar, trasmitiéndole confianza de una forma empática.

Ítems que realizar para una movilización precoz

- Tras cuarenta y ocho horas de ingreso, valorar de forma conjunta médicos, enfermeras y fisioterapeutas la posibilidad de iniciar terapia de movilización precoz.
- Según las características del paciente, iniciar con un nivel determinado de movilización y valorar diariamente en sesión interdisciplinar si es prudente o no avanzar de nivel o es necesario retroceder.
- La fisioterapeuta y enfermería determinarán que movilizaciones se van a realizar (activas y/o pasivas) y, estas se repetirán por la tarde por fisioterapeuta o personal de enfermería, con una duración aproximada de media hora.

- Se valorará mediante escala objetiva y también consensuada por todos los miembros del equipo el nivel de sedación y de analgesia (RASS, EVA).
- Se comprobará la seguridad e integridad de todos los dispositivos que lleve el paciente antes de movilizar y durante la movilización (vías arteriales, venosas, drenajes, tubos torácicos, tubos endotraqueales, etc.).
- La movilización se iniciará por las articulaciones distales y si el paciente tiene suficiente capacidad de entendimiento, se le indicarán ejercicios activos dirigidos a la funcionalidad, llevándolo a completar arcos de movilidad de articulaciones.
- Inicialmente la intensidad será baja y se irá subiendo progresivamente.
- La posición de sedestación mejora el espectro visual y favorece la adaptación al medio y retroalimenta los reflejos oculomotores.
- Se realizarán ejercicios de tacto en cara y de reconocimiento de partes del cuerpo, al estar alterado el esquema corporal por la inmovilidad.
- Se progresará en los ejercicios para el control del equilibrio y la coordinación.
- Los avances y los incidentes quedarán reflejados en la historia clínica.
- Todas estas maniobras se suspenderán en caso de devenir algún evento adverso grave o inestabilidad hemodinámica y/o respiratoria.

Técnicas de tratamiento

- *Posicionamiento:* Su objetivo es mejorar la relación ventilación/perfusión aumentando el volumen y capacidad funcional pulmonar y reduciendo el trabajo respiratorio, mejorando al mismo tiempo la expulsión de secreciones.
- *Movilización:* Incluye ejercicios activos de extremidades, levantarse a sillón con ayuda de grúas u otros dispositivos.
- *Sentado al borde de la cama, de pie, transferencia de la cama a la silla y de pie.*

Tipos de tratamientos de movilización disponibles en UCI

a. Pasivos:

- Movilización de extremidades superiores e inferiores.
- Cambios posturales.
- Sentar en cama.
- Electroestimulación.

b. Activos/Asistidos:

- En cama (tiras de theraband, pesas, cicloergómetro). En cuanto a las cintas de theraband hay que decir que cada color tiene una determinada resistencia, siendo los más apropiados para su uso en UCI, el amarillo y el rojo.

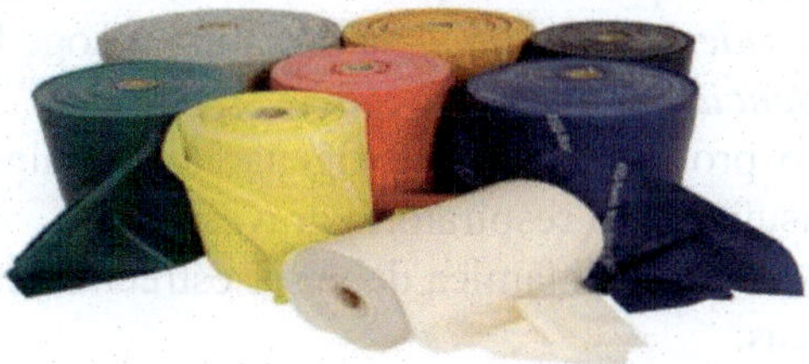

- Sentado en el borde de la cama.
- Transferencia de cama al sillón, haciendo pie.
- Deambulación asistida.

c. Activos independientes:

- Deambulación independiente.
- Sentarse solo en borde de cama.
- Levantarse de la cama y posicionarse en el sillón.

Para llevar a cabo cualquier terapia de movilización es necesario conocer la anatomía, el grado rotacional de cada articulación y realizarlo siempre por debajo del umbral del dolor.

Existe aparataje para llevar a cabo esta actividad como son las máquinas isocinéticas y el cicloergómetro, entre otros.

Complicaciones

- *Aumento de la frecuencia cardíaca debido al esfuerzo.* Si la frecuencia basal es alta la actividad física se debe limitar. Se recomienda hacer ejercicios hasta alcanzar el 50-60% de la frecuencia cardíaca máxima ($FC_{máxima}$ = 220 – edad).
- *Alteraciones de la presión arterial.* El ejercicio aumenta la presión arterial sistólica, mientras que la diastólica tiende a permanecer estable. Se considera que, si existe un aumento o disminución de la presión arterial del 20% o más o existe inestabilidad hemodinámica, se debe interrumpir la actividad.

- La movilización puede desencadenar arritmias, cuya aparición debe ser vigilada.
- Si el paciente sufre desaturación de oxígeno del 10% por debajo de su saturación en reposo se suspenderán las movilizaciones.
- La ventilación mecánica no es un impedimento para iniciar movilizaciones, pero cualquier problema que se detecte conllevará su suspensión.

En cuanto a la *evidencia científica,* la literatura recoge los siguientes datos:

- *Nivel de evidencia fuerte:*
  - El decúbito prono mejora la oxigenación en algunos pacientes con SDRA e insuficiencia respiratoria grave.
  - La estabilidad hemodinámica debe ser estrechamente vigilada durante estas técnicas.
  - La terapia de rotación continua disminuye las complicaciones pulmonares.
  - La fisioterapia es el tratamiento de elección para las atelectasias lobares agudas.
- *Nivel de evidencia bajo o nulo:*
  - La fisioterapia facilita el destete, disminuye la estancia en UCI y reduce la morbilidad y mortalidad.
  - Los ejercicios de extremidades evitan la pérdida de movilidad articular, mejoran la fuerza muscular y la función en los pacientes de UCI.
  - La fisioterapia es eficaz en el tratamiento de las enfermedades pulmonares, que se dan frecuentemente en el paciente crítico.

Tabla 1. *Escala de movilidad en la ICU-Mobility Scale (IMS).*

Escala	Clasificación	Evaluación
0	Nada (acostado en la cama)	Rodados pasivos, movilizaciones pasivas, no movilización activa
1	Sentado en cama, ejercicio en cama	Cualquier actividad en cama, incluyendo rodados, ejercicios activos, cicloergómetro y movilizaciones activo-asistidas, no movilización a la orilla de la cama
2	Transferencia pasiva a la silla	Transferencia pasiva o por grúa a la silla, sin bipedestación o sentado a la orilla de la cama
3	Sentado sobre la orilla de la cama	Puede tener ayuda del personal, pero involucra sentado activo sobre un costado de la cama con algo de control de tronco
4	Bipedestación	Sostiene su peso en posición bípeda, con o sin asistencia. Esto puede incluir el uso de una grúa o una tabla de verticalización
5	Transferencia de la cama a la silla	Es capaz de dar pasos por el mismo a la silla
6	Marcha en su lugar (orilla de la cama)	Capaz de alternar el peso al menos dos veces en cada pierna (4 pasos)
7	Caminar con asistencia de 2 o más personas	Caminar fuera de la cama/silla por lo menos 5 metros
8	Caminar con asistencia de 1 persona	Caminar fuera de la cama/silla por lo menos 5 metros
9	Caminar de manera independiente con ayuda de una asistente de la marcha	Caminar fuera de la cama/silla por lo menos 5 metros
10	Caminar sin ningún tipo de asistencia	Caminar fuera de la cama/silla por lo menos 5 metros

IMS = ICU-Mobility Scale.

6. HIPERGLUCEMIA DE ESTRÉS

María Isabel Ostabal Artigas y Leoncio Benedí Salvo

El paciente crítico está sometido a un severo estrés fisiopatológico que contribuye a alterar la homeostasis del ser humano. Uno de los puntos que más controversias e interés ha despertado es el de la hiperglucemia de estrés, como se conoce a la elevación de la glucemia, sin existir antecedentes de diabetes ni alteraciones metabólicas, durante el punto álgido de la enfermedad y, cuyo valores vuelven a la normalidad una vez superado el evento.

La *hiperglucemia* es un hallazgo analítico frecuente durante las fases de estrés que acompaña al enfermo grave durante el estado crítico. Muchos autores, la perciben como parte de la respuesta metabólica de adaptación al curso clínico de la enfermedad aguda, pero esta adaptación se asocia en un elevado porcentaje de casos a un nefasto pronóstico; no existiendo consenso de si la hiperglucemia es un dato que refleja gravedad o un agente que contribuye a exacerbar la misma. Si que se ha demostrado su asociación a mayor frecuencia de infecciones nosocomiales y, en enfermos con infarto agudo de miocardio o evento vascular cerebral agudo aumento de la morbilidad y mortalidad.

Distintos estudios epidemiológicos han puesto de manifiesto, que sólo la tercera parte de los pacientes que presentan hiperglucemia en la unidad de cuidados intensivos padecen diabetes mellitus, aunque en muchos casos fiándonos de este dato, no se realiza un seguimiento adecuado y prolongado de los mismos y, muchos pasan por las UCIs y son dados de alta del hospital, con el erróneo diagnóstico de hiperglucemia de estrés, cuando en realidad se trata de pacientes diabéticos no detectados o con prediabetes, que se beneficiarían de tratamiento endocrinológico o de la implantación de medidas higiénico-dietéticas. Una manera de solventar este problema sería hacer una determinación de hemoglobina glicosilada, en las primeras 48 horas de ingreso en el hospital a todo paciente grave con hiperglucemia.

No existe un consenso con respecto que hacer con estas hiperglucemias, se acepta como norma general que durante esta condición de estrés deberían tratarse con insulina aquellas glucemias que son iguales o superiores a 150 mg/dl e iniciar la perfusión de insulina en aquellos casos en que en dos determinaciones separadas por una hora son iguales o superiores a 180 mg/dl. Sin embargo, se ha demostrado que en pacientes en estado crítico mantener la glucemia entre 80 y 110 mg/dl mediante un tratamiento intensivo con insulina intravenosa mejoraba los resultados obtenidos. Aunque este tratamiento intensivo incrementa el riesgo de hipoglucemias, estos episodios no provocan efectos significativamente adversos en las unidades de cuidados intensivos, donde cualquier alteración analítica o clínica es detectada precozmente; existiendo en apoyo de esta intervención terapéutica la evidencia de que si se mantienen las glucemias en límites normales los pacientes presentan una mejoría notoria. Se postula que la hiperglucemia es un factor que favorece la respuesta proinflamatoria, mientras que la insulina participa de manera activa en la respuesta antiinflamatoria.

Basándonos en estos estudios, que la literatura nos aporta, se recomienda que la hiperglucemia que desarrollan los pacientes durante el estrés agudo se debe tratar y mantenerse en límites al menos aceptables de glucemias. No obstante, no está establecido, de forma clara, qué niveles son los adecuados en una situación de estrés severa.

Haciendo un recuerdo histórico, merece la pena mencionar a Clauder Bernard, que en 1878 afirmó que la hiperglucemia como parte de la respuesta metabólica de adaptación tiene como finalidad mantener la homeostasia. Hoy hemos objetivado, que los pacientes ingresados en las UCIs, con frecuencia, desarrollan un estado hipermetabólico, que consiste en elevación del gasto energético, resistencia celular a la acción de la insulina y elevación de la hiperglucemia. A ello contribuye el síndrome de respuesta inflamatoria sistémica, sepsis grave, diabetes mellitus, obesidad, hipertrigliceridemia, así como el tratamiento con propofol, drogas vasoactivas, diuréticos de asa (sobre todo) o glucocorticoides. El tratamiento de los pacientes con hiperglucemia durante estas situaciones se ha considerado *necesario* cuando el nivel de glucosa plasmática es >/180 mg/dl –según algunos autores– o ≥150 mg/dl según otros. Lo ideal es mantener unas glucemias entre 110-140 mg/día, marcarse objetivos más estrictos (80-110 mg/dl) puede conllevar hipoglucemias. Y en contra de ser tan estrictos, hay autores que vienen aseverando que por la demanda energética de glucosa de ciertos órganos, la hiperglucemia moderada es beneficiosa para el cerebro, glóbulos rojos, hígado y riñones.

La explicación a esta conducta probablemente se deba a varios *factores:*

- A la información de la literatura médica con respecto a la prevalencia de hiperglucemia durante el estrés, que se ha descrito en un intervalo tan disperso que va del 3 al 71%.
- Porque a diferencia de las normas que existen para el diagnóstico de diabetes mellitus, en pacientes graves y en estado crítico no existen criterios para definir la concentración de glucosa que se considera *normal.*
- La percepción que tienen los médicos al considerar que es más importante evitar el riesgo de hipoglucemia que el control de la glucemia.

En los últimos tiempos se defiende que más importante que mantener un estricto control de la glucemia, entendiendo por tal no tolerar valores que superen los 80-110 mg/dl, es mantener una variabilidad glucemia que no supere los 20 mg/dl. Esto es para evitar picos continuados de hiperglucemia y, que al parecer puede tener un efecto deletéreo sobre la evolución del paciente.

Regulación de la glucemia

En el *estado basal o post-absorción,* que se define como una condición metabólica que prevalece por la mañana después de una noche de ayuno de 10 a 14 horas (algunos autores incluyen también al intervalo de 4 a 6 horas que se presentan después de la ingestión de un alimento), la concentración de glucemia en una persona sana se mantiene en límites estrechos entre 80-100 mg/dl.

El consumo tisular total de glucosa es aproximadamente de 2 mg/kg/min, de este, el cerebro consume 1 mg/kg/min, lo que corresponde aproximadamente a 100 gramos en 24 horas. Durante el estado basal, los tejidos no dependientes de la acción de insulina consumen la mayor parte de la glucosa corporal, el cerebro, por ejemplo, consume aproximadamente 50-60%, el hígado, así como otras vísceras consumen aproximadamente entre el 20-25%. En ayuno, el consumo tisular total de glucosa es igual a la producción hepática, entre 80-85%.

Después de la ingesta o infusión de glucosa, este delicado balance entre la producción hepática de glucosa y el consumo se pierde.

Para *mantener la homeostasis de glucosa* en esta condición, son necesarios tres procesos fundamentales que se realizan de forma simultánea y coordinada:

1. Se estimula la secreción de insulina en respuesta a la elevación de la glucemia.

2. Surge un incremento de la captación de glucosa por el hígado, tejido graso y músculo como consecuencia de la combinación de hiperglucemia y elevación de los niveles de insulina en sangre.
3. Queda abolida la producción de glucosa hepática por ambas, insulina y glucosa.

Hormonas de contrarregulación

El papel más importante de las hormonas de *contrarregulación* como glucagón, epinefrina, cortisol y hormona de crecimiento, es la defensa contra la hipoglucemia.

El umbral para la liberación de estas hormonas son glucemias de 67 mg/dl; esta concentración está por debajo del nivel de glucemia normal en ayuno. Una disminución de la glucemia en 10-15 mg/dl es suficiente para inhibir la liberación de endógena de insulina, el objetivo básico de este mecanismo tiene como finalidad mantener el metabolismo y la función cerebral. Durante la hipoglucemia la producción hepática de glucosa se incrementa ya que el metabolismo del cerebro depende en un 90% de la oxidación de glucosa. El glucagón y la epinefrina juegan el papel más importante en la recuperación de la hipoglucemia, debido a que ambas hormonas estimulan la glucogenólisis y la gluconeogénesis. La hormona de crecimiento, tiene entre otras funciones, suprimir la oxidación periférica de la glucosa.

En condiciones fisiológicas, estas hormonas de contrarregulación actúan de forma diferente; de hecho, excepto para el glucagón, cuya concentración aumenta durante el ayuno e induce la producción de glucosa a través de gluconeogénesis hepática, no está claro aún el papel del resto de las hormonas, en la regulación de la glucemia, entre el paso de un período de ayuno o basal al de alimentación.

Probablemente, bajo condiciones fisiológicas, todas estas hormonas contribuyan a la movilización de sustratos competitivos, especialmente en la liberación de ácidos grasos libres hacia el hígado y músculo, donde se utilizarán como fuente importante para la producción de energía.

Los niveles de insulina plasmática disminuyen en paralelo a la disminución de glucosa sanguínea, lo cual favorece la lipolisis y la formación de cetonas y la consecuente desviación del metabolismo de glucosa hacia el de ácidos grasos libres.

El papel de las hormonas de estrés o de *contrarregulación* en pacientes en estado crítico se estableció mediante estudios con voluntarios sanos; éstos se sometieron a la administración intravenosa de una mezcla de epinefrina, glucagón y cortisol, combinados o no con norepinefrina. La instilación de hormonas fue sostenida durante tres días en niveles similares a los que se producen durante el estrés severo; se produjo un incremento de la glucemia del 100%, a pesar de elevarse los niveles de insulina en sangre. Con la combinación de estas hormonas, la glucemia se elevó tres veces más que la suma de la respuesta individual a cada una, asimismo la excreción de nitrógeno urinario se duplicó, lo que indica consumo de proteínas y por consiguiente balance nitrogenado negativo. En otros estudios con el clamp o pinza de insulina, se instiló la combinación hormonal hasta alcanzar niveles similares a los que se observan en pacientes graves; al mismo tiempo por otra vía se infundió glucosa a una velocidad de 4,5 mg/kg/min. Con esta combinación se demostró una elevación notable de la glucemia en promedio de 360 mg/dl, que contrastó con la elevación de 130 mg/dl en el grupo al que sólo se administró glucosa. En otro estudio con pacientes hipermetabólicos la producción media de glucosa hepática fue de 4 mg/kg/min, en contraste con los 2,8 mg/kg/min que se reportó en los controles sanos. La tasa de depuración y oxidación de la glucosa fue similar en ambos grupos. Este resultado indica que en la hiperglucemia del estrés la resistencia hepática a la insulina parece ser un factor más importante que la resistencia muscular a la misma. Estudios experimentales con perros en donde se administró durante 70 horas una infusión de cortisol, glucagón y catecolaminas, demostraron que, a pesar de un incremento de tres veces de la concentración plasmática normal de insulina, la producción hepática de glucosa se mantuvo sin que se presentaran alteraciones de la depuración de la periférica. Con el aporte de sustratos como alanina y a través de medir su extracción, se determinó que la gluconeogénesis es un factor determinante en la generación de la glucosa.

En pacientes en estado crítico la elevación del lactato es frecuente, este es un precursor de glucosa hepática y refleja la elevación de glucolisis anaeróbica por los tejidos periféricos. Con la liberación de hormonas de contrarregulación se incrementa también la lipolisis a través de liberación de triglicéridos del tejido adiposo; el glicerol proveniente de su hidrólisis va hacia el hígado para la formación de glucosa.

Respuesta al estrés

Sir David Cuthertson, en 1943, en un estudio introdujo los términos *ebb* y *flow* para describir las fases que ahora se conocen como hipometabólica e hipermetabólica, estas se producen después de un traumatismo grave, pero también se presentan durante el síndrome de respuesta inflamatoria sistémica y la sepsis grave.

La fase *ebb* o hipometabólica se presenta en forma inmediata al daño tisular, dura de 12 a 24 horas, aunque puede ser de mayor duración dependiendo de la severidad de la agresión o magnitud del daño y, se caracteriza principalmente por hipoperfusión, vasoconstricción e hiperglucemia.

La fase *flow* o hipermetabólica también se relaciona con la severidad de la agresión y se asocia con las complicaciones posteriores. Con frecuencia esta fase presenta un pico entre los tres y cinco días, para posteriormente disminuir de intensidad a los siete o diez días, sino existen complicaciones y entonces pasa a una fase anabólica en las siguientes semanas. Además, se caracteriza por una actividad metabólica elevada que se manifiesta con el aumento del gasto energético, el consumo de oxígeno, el gasto cardíaco y la producción de bióxido de carbono. Los hidratos de carbono y las reservas de grasa se movilizan para mantener las demandas energéticas, al mismo tiempo concurre el catabolismo del músculo esquelético que proporciona aminoácidos para la gluconeogénesis y la síntesis proteínica, este ambiente metabólico favorece el desarrollo de hiperglucemia. Debe enfatizarse que, aunque estas fases están bien definidas, el modelo de respuesta es individual y único para cada paciente, y posiblemente esté determinado por un componente genético. También está matizado por una interrelación de factores preexistentes como la edad, el sexo, el estado nutricional, la enfermedad crónica subyacente, la asociación con sepsis y los estímulos múltiples y repetitivos.

La respuesta metabólica al estrés se inicia con la estimulación del sistema nervioso central, la activación del sistema hipotálamo-hipófisis-suprarrenal y, del sistema nervioso autónomo. Los factores que con mayor frecuencia estimulan esta respuesta incluyen la hipoglucemia, hipotensión, hipoxia, acidosis y dolor. El control principal de este sistema durante el estrés se inicia con la hormona liberadora de corticotropina (CRH) y las neuronas que producen norepinefrina localizadas en el locus ceruleus del hipotálamo y del tallo cerebral. Las neuronas del hipotálamo producen CRH que estimula la liberación de ACTH por la hipófisis, que a su vez estimulan la secreción de glucocorticoides y norepinefrina. Durante el estrés agudo, la magnitud con que se estimula este eje hipotálamo-hipófisis-suprarrenal es proporcional a la severidad de la enfermedad.

Se ha demostrado que entre las citocinas el factor de necrosis tumoral alfa, la interleucina 1 y la interleucina 6 son capaces de estimular la liberación de ACTH por un efecto directo en el hipotálamo y la hipófisis, así como también estimulan la secreción de glucagón e insulina del páncreas. Las citocinas proinflamatorias también son una causa de resistencia periférica a la insulina.

Factores que favorecen la hiperglucemia en el enfermo crítico

Se ha identificado que en sujetos sanos el reposo en cama se asocia con reducción de la sensibilidad a insulina en músculo esquelético; el estudio mediante el clamp o pinza de insulina demostró que en estos pacientes existe una alteración en la captación de glucosa por el músculo, mientras que la producción hepática de glucosa se mantiene normal.

Durante la fase hipo e hipermetabólica, el incremento de la edad se asocia con una mayor incidencia de hiperglucemia, pero no se acompaña de una elevación plasmática de insulina, lo que sugiere que a mayor edad la respuesta de la insulina es inadecuada en comparación con pacientes jóvenes.

Con el desarrollo vertiginoso de la medicina intensiva y la terapia intensiva en las últimas dos décadas, los pacientes son capaces de sobrevivir por largo tiempo en condiciones de extrema gravedad, por lo que hoy, con el apoyo farmacológico y electromecánico avanzado de las diferentes disfunciones o fallas de órganos vitales, los pacientes se pueden mantener en una fase crítica crónica. En la época anterior a la llegada de la medicina intensiva, el traumatismo agudo o la enfermedad grave se acompañaba de ayuno temporal y con frecuencia prolongado, así el organismo dependía de sus reservas corporales para la producción endógena de nutrimentos a órganos vitales. Para prevenir la desnutrición aguda durante esta fase y sobre todo cuando esta se vuelve crónica, el apoyo nutricional es una parte fundamental del tratamiento. Aunque el tratamiento con nutrición parenteral total ha demostrado una disminución en las complicaciones no infecciosas, la infección se presenta dos veces más frecuentemente en pacientes con nutrición parenteral total. La elevación de la tasa de infecciones se asocia con un aporte excesivo de calorías procedentes de la dextrosa, por lo general mayor a 4 gr/kg/día, y también con el desarrollo de hiperglucemia. De igual manera, la nutrición parenteral total, incrementa el riesgo de infecciones cuando se compara con nutrición enteral. Es por ello que las últimas guías científicas en cuanto a los requerimientos calóricos de los pacientes apuntan a que no se supere la administración de 3,5 gr/kg/día de glucosa.

Otra fuente de glucosa, que con frecuencia no se reconoce como causa de hiperglucemia, es secundaria a la administración de dextrosa en las soluciones de diálisis. En algunos estudios con hemofiltración veno-venosa continua se ha demostrado un aporte de dextrosa hasta de 300 g/día. Si se utiliza diálisis peritoneal con glucosa a 4,25% se pueden absorber hasta 500 g de dextrosa al día. En estos casos, cuando se administra en conjunto con nutrición parenteral total, se debe vigilar el nivel de glucemia y ajustar el aporte calórico.

Y finalmente, merece la pena reseñar que en cuidados intensivos se utiliza un arsenal farmacológico que contribuye a elevar los niveles de glucosa en sangre, tales son, entre otros corticoides y furosemida.

Efecto del control de la hiperglucemia en pacientes críticos

Los pacientes con diabetes tienen de 1,5 a 2 veces más riesgo de mortalidad si presentan un *infarto agudo de miocardio* cuando se comparan con pacientes sin diabetes.

Además, los pacientes con infarto agudo de miocardio sin diabetes, pero con hiperglucemia, en el momento en que fueron admitidos en el hospital, presentaron infartos más extensos, más frecuencia de insuficiencia cardíaca y disminución de la supervivencia al año. Se recogen en la literatura médica múltiples estudios que ponen de manifiesto que el control estricto de la glucemia en pacientes con diabetes que sufren un infarto agudo de miocardio, mejora la supervivencia.

Uno de estos estudios es el denominado *Diabetes e infusión de insulina en infarto agudo de miocardio;* este estudio demostró que mantener la glucemia por debajo de 200 mg/dl mejoraba la supervivencia a 30 días y al año existía una disminución del 29% del riesgo relativo de muerte, así como una reducción significativa en la frecuencia de infarto y de un nuevo evento de insuficiencia cardíaca.

En pacientes con *enfermedad vascular cerebral aguda* la hiperglucemia se asocia con mayor mortalidad y peor pronóstico en la recuperación neurológica. También en pacientes con traumatismo craneoencefálico la hiperglucemia en el postoperatorio predijo en forma independiente la mortalidad. No obstante, ninguno de estos estudios fue concluyente, ya que su objetivo no fue evaluar el efecto de disminuir la hiperglucemia, sino simplemente estudiar la prevalencia de la misma y su asociación pronostica. El GIST es el único estudio de intervención que evaluó el efecto del tratamiento con una infusión de insulina en pacientes con infarto cerebral agudo, sin que se demostrara una disminución significativa de la mortalidad.

En cuanto al *control de la glucemia* en el contexto de enfermedades nefrológicas, hay que decir que la fisiopatología de la nefropatía diabética comparada con la disfunción o fracaso renal agudo que presentan los pacientes en estado crítico es muy diferente. La primera se origina principalmente por daño del glomérulo, con engrosamiento de la membrana basal y evolución posterior a glomeruloesclerosis; mientras que cuando los pacientes internados en la unidad de cuidados intensivos desarrollan un fracaso renal agudo; éste frecuentemente se origina por necrosis tubular aguda cuya etiología suele ser multifactorial. El apoyo terapéutico en este tipo de enfermo con hemodinámica inestable se realiza habitualmente con hemofiltración extracorpórea. En estos pacientes la estrategia preventiva es de vital importancia, incluyendo dentro de la misma optimizar la perfusión renal, evitar en lo posible y vigilar los tratamientos que pueden ser nefrotóxicos, limitar el uso de materiales de contraste no iónico y controlar las glucemias. Un ensayo clínico publicado en los últimos años y que incluía una muestra de pacientes críticos muy amplia, demostró que el tratamiento intensivo con insulina redujo en 42% los casos de fracaso renal agudo que requerían sustitución renal o apoyo de la función renal. No existen estudios en relación a la incidencia de retinopatía en pacientes ingresados en las unidades de cuidados intensivos con hiperglucemia ni se sabe si una hiperglucemia de estrés prolongada en el tiempo, puede llevar a provocarla de forma irreversible.

En cuanto a la *neuropatía*, en paciente con diabetes es frecuente y, suele ser distal y de predominio sensorial. Esta neuropatía sensorial con el tiempo produce algún grado de disfunción motora y atrofia muscular. Se han involucrado numerosos factores en la patogénesis de esta neuropatía. Estos comprenden, entre otros, un elevado estrés oxidativo, incremento de oxígeno reactivo y disminución en la depuración de estos desechos tóxicos, microangiopatía con activación de plaquetas y disfunción celular endotelial, alteraciones en la ruta de los polioles y formación de productos finales y avanzados de glucosilación. Los estudios DDCT y UKPDS demostraron que el control estricto de la glucemia disminuyó la incidencia de polineuropatía. Este resultado fue independiente del tratamiento usado para controlar la glucemia. Los pacientes en estado crítico crónico, no previamente diabéticos, con frecuencia desarrollan una polineuropatía axonal difusa, que se presenta como una tetraparesia con atrofia muscular. En algunos pacientes el curso es autolimitado y se espera la recuperación al resolverse el estado crítico. Sin embargo, la polineuropatía que presentan estos enfermos influye en forma importante en su movilización y retiro del ventilador. Los factores que contribuyen al desarrollo de polineuropatía en estos pacientes son múltiples e incluyen principalmente la sepsis, el uso de dosis elevadas de glucocorticoides y de medicamentos que bloquean los receptores neuro-musculares, se describe una fuerte relación entre el riesgo de desarrollo de polineuropatía, con el aumento de la glucemia y disminución en la concentración de albúmina, ambas alteraciones se observan en pacientes con sepsis y disfunción orgánica múltiple.

En los pacientes con resistencia a la insulina o diabetes tipo 2 son frecuentes las alteraciones en el metabolismo de los lípidos. Se distingue un perfil de lipoproteínas pro-aterogénicas, con elevación de lipoproteínas de muy baja densidad, de baja densidad y de triglicéridos, con disminución de lipoproteínas de alta densidad. Los ácidos grasos libres se derivan de la hidrólisis o síntesis endógena de triglicéridos, o de la ingesta a través de los alimentos. El incremento de los ácidos grasos hacia el hígado favorece el desarrollo de esteatosis hepática.

En contraposición a la situación que se observa en diabetes, los pacientes en estado crítico presentan un perfil de lípidos con elevación de los triglicéridos y una concentración de colesterol baja. Aunque la hipocolesterolemia parece relacionarse con la gravedad de la enfermedad o la desnutrición aguda, la causa exacta se desconoce. Estos pacientes con hipocolesterolemia presentan un riesgo mayor de choque séptico, que parece relacionarse con la disminución en el transporte de endotoxinas por las lipoproteínas. Se desconoce porque los pacientes en estado crítico presentan esta divergencia entre hipertrigliceridemia e hipocolesterolemia. Aunque en estas circunstancias es seguro que el apoyo nutritivo y el control de la glucemia influyen en el metabolismo de los lípidos, no ha sido analizada su influencia en el pronóstico de los pacientes críticos.

Por otra parte, los pacientes diabéticos presentan una condición de inmunodepresión, ya que durante la hiperglucemia tienen alteraciones en la función de leucocitos y macrófagos. En pacientes graves el tratamiento intensivo con insulina disminuye la severidad de la respuesta inflamatoria sistémica, con disminución en la duración de leucocitosis, leucopenia y los períodos de hipotermia e hipertermia. También el tratamiento intensivo con insulina disminuyó la respuesta de fase aguda, expresada a través de la liberación de la proteína C reactiva.

La diabetes y también la hiperglucemia de estrés, favorece un estado de hipercoagulabilidad e incremento en la mortalidad por trombosis (infarto agudo de miocardio, trombosis periférica y cerebro vascular). Las *causas* más mencionadas son entre otras:

- Disfunción endotelial.
- Incremento en la concentración de factores de la coagulación.
- Mayor activación plaquetaria.
- Inhibición del sistema fibrinolítico.
- Disminución en los niveles de proteína C.

Del mismo modo, los pacientes graves en estado crítico presentan un estado procoagulante, cuya representación más grave es la coagulopatía intravascular diseminada. Este estado procoagulante involucra una activación global de la hemostasia, con formación de fibrina en la microcirculación, que produce una amplia trombosis microvascular y progresa eventualmente a disfunción o fracaso multiorgánico. Aunque muchos factores inician esta alteración, la sepsis parece ser el más importante.

¿Qué beneficios derivan del control de la hiperglucemia en el paciente crítico?

El impacto que tiene un control estricto de la hiperglucemia sobre la morbilidad y la mortalidad de pacientes en estado crítico fue evaluado mediante un ensayo clínico prospectivo, aleatorizado y controlado, que incluyo 1548 pacientes ingresados en UCIs por cirugías importantes o traumatismos y ventilación mecánica asistida. Los pacientes recibieron uno de estos dos *tratamientos:*

- El grupo experimental recibió tratamiento intensivo con insulina intravenosa, con la finalidad de mantener un control estricto de la glucemia entre 80 y 100 mg/dl.
- El grupo control recibió tratamiento con insulina según un esquema habitual sólo cuando las glucemias excedían 215 mg/dl; para mantener glucemias entre 180 y 200 mg/dl.

En el grupo experimental se produjo una disminución de la mortalidad en más de un 40%. En los pacientes con una estancia prolongada, la mortalidad se redujo de 20,2% a 10,6%. Asimismo, el control estricto de la glucemia influyó en la mortalidad al disminuir la duración del apoyo con ventilación mecánica, el número de transfusiones, la incidencia de septicemias y la intensidad de la respuesta inflamatoria sistémica. De igual forma, el tratamiento intensivo con insulina y control estricto de la glucemia disminuyó significativamente el desarrollo de neuropatía e insuficiencia renal aguda.

Está ya establecido que, durante el período preoperatorio y postoperatorio, las necesidades de insulina son superiores a las fisiológicas. La *hiperglucemia de estrés refleja:*

a. Una deficiencia relativa de insulina.

b. Una resistencia a su acción.

Se ha demostrado, que la hiperglucemia de estrés además favorece la elevación de ácidos grasos libres no oxidados, éstos son tóxicos para la función del miocardio. Durante la hipoperfusión tisular e isquemia, la acumulación local favorece la aparición de estos ácidos y, por tanto, la aparición de arritmias. Esta elevación de ácidos grasos libres no oxidados y el fenómeno de resistencia a la insulina se observa durante la sepsis y el shock séptico. En cultivo de células de endotelio de aorta la hiperglucemia incrementa la producción de especies reactivas de oxígeno. El anión O_2 superóxido inactiva al óxido nítrico y la prostaciclina a nivel endotelial, que son potentes vasodilatadores y antiagregantes plaquetarios. Los radicales libres son tóxicos para las células del miocardio y suprimen también su función. Así, los radicales libres producen disfunción endotelial y miocárdica. Si se evita la hiperglucemia, se normalizan los niveles de las especies reactivas de oxígeno en mitocondrias, se suprime el efecto sobre la formación de productos avanzados de glucosilación, se disminuye la acumulación de sorbitol y se impide la activación del factor nuclear KB. La relación NF-KB/IKb regula la transcripción de genes proinflamatorios que codifican varias moléculas de adhesión, quimiocinas y citocinas. Por otro lado, IL-1, TNF- alfa e IL-6, puede activar el NF-KB e inducir también la liberación de ácido araquidónico que es precursor de prostaglandinas y leucotrienos, que a su vez estimulan la liberación de óxido nítrico y radicales libres. Todas estas moléculas o factores producen alteraciones en el flujo sanguíneo con agregación de neutrófilos y plaquetas. La elevación de la glucemia tiene la capacidad de estimular las citocinas, radicales libres, la expresión de moléculas de adhesión y la inhibición de óxido nítrico. Los efectos que produce la hiperglucemia cuando se presenta en pacientes con infarto agudo de miocardio, puede explicar en parte el aumento de la morbilidad y mortalidad, así como la incidencia elevada de sepsis en estado crítico con y sin diabetes.

En contraste a la hiperglucemia, la insulina suprime la expresión de NF-KB, la generación de radicales libres (especialmente el anión super-óxido), la producción de MIF y aumenta la generación de óxido nítrico, de esta manera, inhibe el proceso inflamatorio. Estas acciones pueden explicar los efectos benéficos observados durante el tratamiento intensivo con insulina al mantener un control estricto de la glucemia. Normalizar la glucemia tiene un efecto antiinflamatorio en pacientes graves, lo que explica la disminución en la morbilidad y mortalidad.

En este contexto, la insulina (una molécula endógena natural) tiene un papel antiinflamatorio bien definido; sin embargo, no es posible establecer por ahora si este efecto se debe a la disminución de la hiperglucemia o a la insulina misma.

Principales acciones de las hormonas de contrarregulacion y las citocinas en la producción de hiperglucemia de estrés

- *Glucagón:*
  – Produce un incremento de la neoglucogénesis.
  – Incremento de la glucogenólisis hepática
- *Epinefrina:*
  – Resistencia a la insulina en músculo esquelético (posreceptor).
  – Incremento de la gluconeogénesis.
  – Incremento de la glucogenólisis hepática y muscular.
  – Incremento de la lipólisis.
  – Incremento de los ácidos grasos libres.
  – Supresión directa de la secreción de insulina.
- *Norepinefrina:*
  – Incremento de la lipólisis.
  – Incremento de la gluconeogénesis.
- *Glucocorticoides:*
  – Resistencia a la insulina en músculo esquelético.
  – Incremento de la lipólisis.
  – Incremento de la gluconeogénesis.
- *Hormona de crecimiento:*
  – Resistencia a la insulina en músculo esquelético.
  – Incremento de la lipólisis.
  – Incremento de la gluconeogénesis.
- *Factor de necrosis tisular:*
  – Resistencia a la insulina en músculo esquelético.
  – Incremento de la lipólisis.
  – Incremento de la gluconeogénesis.

Así mismo se han descrito diversos factores de riesgo para hiperglucemia de estrés entre los que cabe destacar por su frecuencia, la administración de corticoides o dextrosa, la sepsis y la edad.

Conclusiones

- La hiperglucemia de estrés se asocia a una elevada morbilidad y mortalidad.
- El tratamiento con insulina está indicado, para mantener glucemias por debajo de 150 mg/dl o 180 mg/dl, según protocolo de cada centro.

- Tan importante como mantener las glucemias en estos niveles, es conseguir índice de variabilidad que no sobrepase los 20 mg/dl
- El tratamiento se realizará con insulina rápida subcutánea cuando los niveles no excedan en dos determinaciones separadas por una hora los 180 mg/dl. En caso de que las glucemias sean superiores a 180 mg/dl es adecuado pautar insulina rápida en perfusión continua.
- Es necesario controlar también otros aportes fuera de la nutrición de glucosa y descontarlos del soporte nutricional.
- Las guías actuales aconsejan mantener requerimientos de glucosa que no superen los 3,5 gr/kg/día.
- En aquellos pacientes que no se consigue un adecuado control de la glucemia de estrés, aumenta la morbilidad y la mortalidad. Siendo la hiperglucemia de estrés la única causa demostrada de la polineuropatía del paciente crítico.

7. NUTRICIÓN Y PREVENCIÓN DEL SÍNDROME POST-UCI

María Isabel Ostabal Artigas y Clara Burgos Loset

La enfermedad grave se asocia a un severo catabolismo, que debe ser corregido en la medida de lo posible, tanto para que el paciente pueda sobrevivir a la fase más crítica, como recuperarse después con la menor pérdida de masa muscular. A todo paciente que ingresa en UCI durante más de cuarenta y ocho horas, se le debe considerar en riesgo de desnutrición y, se le debería realizar una valoración nutricional al ingreso y un seguimiento.

A grandes rasgos, en todas las patologías que tratamos en UCI y con menor o mayor intensidad se distinguen tres *fases:*

- *Fase ebb, aguda o precoz.* Se caracteriza por hipotensión, hipoperfusión, bajo gasto cardíaco y reducción del gasto metabólico basal, así como elevación del lactato. En esta fase no se debe iniciar el soporte nutricional, hasta que el paciente esté adecuadamente reanimado. Su duración suele extenderse de 6 a 12 horas. Se considera que está adecuadamente reanimado cuando los niveles de lactato son normales y la presión arterial media es $\geq$ 65 mmHg (aunque para ello sea necesario el apoyo con drogas vasoactivas).
- *Fase ebb tardía o catabólica.* El paciente ya comienza a estabilizarse, pero el catabolismo se hace muy manifiesto, por la necesidad de producción de gran cantidad de proteínas de fase reactiva aguda, citocinas, etcétera. El único reservorio de aminoácidos existente en el organismo es el músculo y, se calcula que durante los primeros 7 días, nuestros pacientes pierden una media de un kilo de músculo diario. En esta fase ya se debe comenzar la nutrición.

– Siempre que sea posible se utilizará la vía oral.
– En aquellos casos en que la vía oral no puede utilizarse, por intubación, bajo nivel de conciencia, etc. Se procederá a la colocación de una sonda nasogástrica y se iniciará – salvo contraindicación de utilizar la vía enteral-nutrición enteral.
– Si existe gastroparesia o alto débito gástrico, se administrarán procinéticos tipo metoclopramida o eritromicina, que se suspenderán a las 48-72 horas, si el paciente presenta ya tolerancia, debido a que dejan de ser efectivos en un periodo corto de tiempo.
– Se calcularán los requerimientos calóricos y proteicos. En pacientes intubados se utilizará siempre que esté disponible y no existan fugas importantes alrededor del globo del tubo orotraqueal, neumotórax, uso de hemodiafiltración o ECMO, la *calorimetría indirecta*. Si esta técnica no existe o no está indicada, *se calcularán:*
  » Requerimientos calóricos en la fase *ebb* tardía 15-25 kilocalorías/kilo de peso.
  » Requerimientos calóricos pasada la fase *ebb* (fase *flow* o anabólica) 20-35 kilocalorías/kilo de peso.
  » Requerimientos proteicos 1,3 a 2,5 gramos/kilo de peso. En los obesos mórbidos se optará por una nutrición hipocalórica pero hiperproteica (2,5 gramos/kilo de peso). También se implementarán los requerimientos proteicos en caso de fístulas digestivas de alto débito, grandes quemados, uso de hemodiafiltración o ECMO, para evitar la temida sarcopenia del enfermo, cuya recuperación es tan difícil y contribuye al establecimiento de síndromes post-UCI con los que es muy difícil lidiar.

• La fase *flow* o anabólica comienza a partir del séptimo día y supone la inflexión o inicio de la recuperación del paciente.
  – Si al cuarto día de comenzar la nutrición enteral no se han conseguido al menos el 60% de los requerimientos calóricos y proteicos calculados se iniciará nutrición parenteral complementaria.
  – En aquellos casos en que no se puede utilizar la vía enteral para nutrir al enfermo, se utilizará la vía parenteral, cuyo uso se comenzará a partir del tercero-séptimo día, según la situación clínica y el estado nutricional del paciente.

Tanto si se usa nutrición enteral como nutrición parenteral, se deberá hacer una vigilancia estricta para evitar *complicaciones*, dentro de las cuales las más peligrosas son:

- *Síndrome de realimentación:* Ningún paciente debería comenzar ningún tipo de soporte nutricional sin estar debidamente hidratado y con un adecuado control iónico –sodio, cloro, potasio, magnesio y fósforo– así como suplementado durante al menos los primeros 5 días con vitamina B1o tiamina. Cualquier paciente que ingresa en UCI está en riesgo de sufrirlo, pero sobre todo aquellos que llevan más de 5 días sin recibir ningún tipo de soporte nutricional y están mantenidos solo con fluidoterapia; los previamente desnutridos también son muy susceptibles de sufrirlo.
  Hay que ser muy meticuloso, sobre todo, con el mantenimiento del fósforo dentro del rango de la normalidad y siempre en niveles por encima de 1,5 mg/dl.
  Sus manifestaciones clínicas, son la insuficiencia respiratoria y cardíaca, la fatiga muscular e incluso su claudicación y la aparición de fracaso de cualquier órgano.
- *Hiperglucemia:* Los pacientes que reciben, sobre todo, nutrición parenteral, requieren un control estricto de la glucemia. La hiperglucemia, en el paciente crítico, es especialmente deletérea, provocando glicación de las proteínas y por tanto haciéndolas funcionalmente poco efectivas, a la vez que el sistema inmunológico las puede terminar por reconocer como una amenaza al no reconocerlas. Esto se asocia a deterioros de la funcionalidad del sistema nervioso, cuadros confusionales, aparición de polineuropatía, entre otras muchas consecuencias.
- *Síndrome de sobrecarga lipídica:* Debe realizarse un control al menos semanal de los niveles de triglicéridos en sangre y, cuando estos son superiores a 400 mg/dl, bajar o retirar el aporte de lípidos durante 5-7 días. El síndrome de sobrecarga lipídica consiste en la infiltración por ácidos grasos libres de todos los órganos. Clínicamente las manifestaciones más importantes son la insuficiencia cardiaca, la insuficiencia hepática, la fiebre y la plaquetopenia, entre otros.

Una adecuada nutrición del paciente clínico, no solo se asocia a una mejor y más rápida curación de la enfermedad, sino que disminuye drásticamente la incidencia de mermas al alta, de tipo sarcopenia, debilidad muscular y respiratoria, vulnerabilidad a infecciones, dependencia de cuidadores para todo, úlceras de decúbito de evolución tórpida e incluso mala cicatrización de las heridas. La desnutrición relacionada con la enfermedad y/o con una deficiente asistencia sanitaria conlleva grandes costos sanitarios y personas especialmente frágiles y vulnerables durante largos periodos de tiempo.

8. CONSECUENCIAS DE LA DESNUTRICIÓN AL ALTA

María Isabel Ostabal Artigas y Rosa León Gavira

Actualmente, nadie pone en tela de juicio que alimentarse y nutrirse es, junto con la hidratación y la respiración, la base para la supervivencia y la vivencia con calidad. Los pacientes que salen de UCI presentan en prácticamente el 100% de los casos algún grado de desnutrición relacionada con la enfermedad y con la inflamación derivada de la misma. Una adecuada farmacoterapia nutricional permite reducir o controlar este problema.

Es por todo esto que es de vital importancia, monitorizar el metabolismo y la nutrición, del mismo modo que se hace con otros parámetros como la frecuencia cardíaca, la respiratoria o la temperatura. Actualmente se dispone de la *calorimetría indirecta*, que valora el consumo de oxígeno para oxidar los macronutrientes (hidratos de carbono, lípidos y proteínas) y la producción de dióxido de carbono derivado de esta oxidación.

Esta relación VCO_2/VO_2 es lo que se conoce como *coeficiente respiratorio.* Y un coeficiente respiratorio entre 0,8 y 1 nos dice que se están oxidando bien los macronutrientes y, si se mantiene entre estos niveles se reduce o desaparece tanto el riesgo de infranutrición como el de sobrenutrición.

En cambio, un coeficiente por debajo de 0,8 indica lipólisis y si el paciente no es manejado nutricionalmente de forma adecuada puede entrar en infranutrición, mientras que un coeficiente respiratorio superior a 1 nos debe alertar de la existencia de riesgo de sobrenutrición.

Ambos extremos, el exceso o la deficiencia a la hora de realizar la terapia nutricional trae efectos muy deletéreos para superar la enfermedad crítica y para su posterior recuperación e integración a la sociedad.

La ausencia de suficientes nutrientes va a generar el consumo de nuestras reservas internas de energía y, si es necesario, el organismo llegará a consumir sus propios tejidos para sobrevivir, apareciendo debilitamiento progresivo que le puede incluso llevar hasta la muerte. Esto, como ya hemos referido anteriormente, se debe a la inflamación y la tormenta de citocinas (IL-1, IL6, IL-7, TNF-alfa, activación de macrófagos y CD8+bajos), que *provoca:*

- Hipercatabolismo.
- Liberación de aminoácidos musculares.
- Neoglucogénesis.
- Hiperglucemia.
- Insulinorresistencia.

Todo esto contribuye a provocar alteraciones de la inmunidad celular y humoral, pérdida de masa muscular y pérdida de la situación funcional.

En 2010 ESPEN y ASPEN elaboraron un documento de consenso para definir la desnutrición relacionada con la enfermedad y el ayuno, poniendo en relevancia el papel de la respuesta inflamatoria sistémica que está presente en distintos grados tanto en la enfermedad aguda como en la crónica, en el desarrollo de la desnutrición relacionada con la enfermedad.

En 2019, *The Global Leadership Initiative on Malnutrition (GLIM)*, elaboró un consenso para el diagnóstico de la desnutrición relacionada con la enfermedad. Se basaba en criterios fenotipos de los cuales se debe cumplir al menos uno (bajo índice de masa corporal, pérdida de masa muscular, pérdida de peso involuntario), a lo que se añade un criterio etiológico, entre el que se encuentra de nuevo la inflamación asociada a la enfermedad.

A consecuencia de todos los estragos que ha producido en el medio interno y en su composición corporal, la lucha contra la enfermedad crítica y la estancia en UCI, cuando el paciente es dado de alta sufre una serie de *alteraciones* que suponen un hándicap en su recuperación metabólica y nutricional y, por lo tanto, en su recuperación funcional y capacidad para integrarse de nuevo a su vida cotidiana, social y laboral. Estamos hablando de:

- Anorexia.
- Malabsorción.
- Ageusia.
- Diarreas o constipación.
- Disfagia.
- Sarcopenia con fatigabilidad, astenia, reposo prolongado, pérdida de masa muscular y de la capacidad y función pulmonar.

Pero la desnutrición afecta a todos los órganos, así, por ejemplo: La piel y anexos (pelo y uñas) se ven alterados. La piel está seca y pálida, existe pérdida de cabello, las uñas pueden ser más delgadas y blandas con fisuras o líneas, que pueden adoptar la forma de cuchara. Adicionalmente, puede haber inflamación de la lengua, fisuras en los ángulos de la boca o picazón, heridas que no cicatrizan, coloración azulada de manos y pies, inflamación en distintas zonas de la piel y aparición de hematomas, sin que medie traumatismo. También es habitual el sangrado de las encías.

En la desnutrición proteica o kwashiorkor es frecuente la aparición de problemas oculares que se creen se debe a un déficit vitamínico, sobre todo de las vitaminas A y B. La desnutrición proteica va acompañada de una auténtica xeroftalmia.

Las lesiones oculares de índole menos grave como la blefaritis angular, la inyección corneal y la fotofobia, se cree que se deben al déficit de vitaminas del complejo B.

Las lesiones graves que pueden llegar a producir ceguera como la xeroftalmia y queratomalacia se deben a un déficit de vitamina A. Se cree que esta vitamina no se absorbe adecuadamente por disminución de las enzimas pancreáticas y otros cambios histológicos y estructurales a nivel intestinal, que impiden la conversión del caroteno en vitamina A, a nivel del intestino delgado.

También los pacientes que salen de UCI y han sufrido algún grado moderado o severo de desnutrición relacionada con la enfermedad pueden presentar pérdidas auditivas por la hiperglucemia de estrés, la administración de furosemida y/o aminoglucósidos (sobre todo) y déficit de omega 3 y vitaminas C, B12 y B9.

El tubo digestivo también se ve afectado, por infiltración grasa del hígado y alteraciones estructurales de la mucosa intestinal, así como pérdida de la fuerza del suelo pélvico por pérdida de músculo, que aumenta el riesgo de problemas en la defecación y fecalomas. Las enzimas digestivas y pancreáticas presentan un grado importante de déficit, que impide una adecuada digestibilidad de los macronutrientes y micronutrientes.

En cuanto al corazón, se sabe que en las personas desnutridas se reduce su peso. Las fibras musculares son más pequeñas y se atrofian. El músculo cardíaco se adapta y disminuye la fuerza con la que expulsa la sangre a los tejidos, es decir se reduce el gasto cardíaco. Si el paciente recibe unos cuidados post-UCI adecuados el peso y la funcionalidad del corazón se restaurará.

Los efectos de la desnutrición sobre los músculos respiratorios y sobre el resto de los músculos sobre todo de los esquelético, pero también de los *músculos lisos* del organismo son:

- Cambios en las fibras musculares y disminución del número de fibras.
- Cambios bioquímicos (minerales e iones).
- Alteraciones neurofisiológicas, con disminución de la fuerza a los estímulos.
- Cambios clínicos y funcionales:
  - Disminución de la fuerza y resistencia.
  - Disminución de la tolerancia al esfuerzo.
  - Disnea y ortopnea.

Por todo ello, es necesaria una terapia nutricional adecuada, para la recuperación del enfermo, que debe pasar siempre que sea posible en recuperar la vía oral y/o enteral y, si esta es insuficiente complementar con nutrición parenteral.

Los requerimientos nutricionales en estos momentos en que ya comienza el anabolismo son de 30-35 kcal/Kg/día y 1,5-2 gr/kg/día de proteínas. Se realizará una determinación de los oligoelementos y vitaminas y si es necesario se suplementarán. Junto al tratamiento nutricional es de vital importancia la fisioterapia física y respiratoria, con la incorporación de ejercicios de resistencia, a los aeróbicos. Si existe algún problema de deglución se establecerá contacto con logopedia para que continúen el tratamiento en planta.

La terapia nutricional se suplementará –si es necesario–, con suplementos orales. Estos se le ofertarán al paciente para complementar la dieta y a ser posible serán fórmulas hipercalóricas e hiperproteicas, con elección del sabor que al paciente le agrade y en caso de que no exista un sabor que le guste, le ofertaremos un suplemento sabor neutro o sabor vainilla, para que le añada lo que quiera (cacao, café soluble u otros saborizantes) y así sea de su agrado. Hay que buscar la adherencia del paciente a la toma de los suplementos. Muchos estudios dicen que hay que darle el batido en su formato original, para que se lo tome como si fuera un medicamento más. Pero en la UCI, el paciente está polimedicado, institucionalizado y con pocas satisfacciones con las que deleitarse, es por ello que se puede presentar el producto en forma de helados o en un vaso como si se tratase de un café o un chocolate, esto muchas veces en nuestros pacientes hace que no rechacen el producto.

Dentro de los suplementos nutricionales orales, merece la pena reseñar-por su excepcionalidad en cuanto a composición la aparición de un producto lanzado por la casa comercial Nestle®, se trata de *Meritene Clinical extra protein.*

Su composición es diferente a la de otros suplementos y está pensado para los momentos de la rehabilitación más intensa del enfermo. Este producto con una amplia gama de sabores contiene en 200 mililitros (una botella):

- 32 gramos de proteínas y 420 calorías.
- 3,6 gramos de leucina para activar la vía mTOR, y estimular la ganancia de masa muscular. Al tratarse de leucina no añadida de forma externa, el producto tiene unas buenas características organolépticas.
- De todas sus proteínas, un 50% son lacto-proteínas séricas de absorción rápida e inmediata de aminoácidos y el otro 50% son caseína, de absorción sostenida y gradual.
- No contiene fibra para evitar la saciedad precoz y favorecer la tolerancia digestiva.

9. DISFAGIA

Sara Noblejas Drouot y Eva Sampedro Calavia

La disfagia es la dificultad para tragar alimentos, que pueden ser sólidos, líquidos o mezcla de ambos por la alteración en el proceso de deglución. El proceso de deglución es complejo e involucra a más de 50 músculos y a un importante número de pares craneales (V, IX y X sensitivos y V, VII, X, XI, XII motores).

La deglución consta de cuatro *fases:*

1. *Fase oral preparatoria:* Es la formación del bolo alimentario en la cavidad bucal.
2. *Fase oral de transporte:* El bolo se coloca en la parte posterior de la boca, en el final de la lengua y se empuja contra el paladar duro para que baje por la orofaringe.
3. *Fase faríngea:* Se inicia de manera involuntaria cuando el bolo contacta con el arco palatogloso. Se cierra la vía aérea por medio de la aducción de las cuerdas vocales, las aritenoides contactan con la epiglotis anterior que cae hacia atrás. Se eleva la faringe para que el bolo pueda progresar al esófago.
4. *Fase esofágica:* Es involuntaria también. Comienza cuando el bolo pasa el esfínter esofágico superior y se inician las contracciones esofágicas que trasportan el bolo al estómago.

Dentro de las disfagias distinguimos la *orofaríngea* (dificultad para iniciar el proceso de deglución voluntario, el paso de comida de boca a faringe y esófago) y la *esofágica* (es la alteración en la fase esofágica, estudiada por los especialistas de digestivo).

La que más nos interesa en nuestro entorno UCI es la *orofaríngea* que es la dificultad de salivación o deglución de los pacientes y puede ser por causas estructurales-mecánicas o neuromusculares-motoras. Las alteraciones pueden iniciarse en la boca con la dificultad para iniciar la deglución, para la formación del bolo alimenticio, escape de comida por inadecuado sellado labial, sialorrea –es lo que se conoce como *disfagia de eficacia*. O en la parte más faríngea con parada del bolo, regurgitación nasal, tos, bajada de la saturación de oxígeno, broncoaspiración o disfonía– es lo que se conoce como *disfagia de seguridad.*

Los indicadores que alertan de la presencia de disfagia de seguridad son la sensación de asfixia con o sin tos antes, durante o tras tragar, la sensación de bolo faríngeo, la dificultad de progresión del bolo tras tragar, cambios en la voz tras la ingesta o la calidad de la voz húmeda, bajada de 5 puntos de la saturación de oxígeno tras la deglución.

En los pacientes críticos es una entidad prevalente pero infradiagnosticada. La incidencia es muy variable por la infraestimación, va desde el 3 al 62% según series (en el caso del síndrome de distrés respiratorio hay hasta un 60% de disfagia posterior); el porcentaje es mayor en pacientes que ingresan de manera emergente, versus, pacientes ingresados de forma programada. En más de un 60% de los pacientes persiste al alta de UCI y en más de un 30% al alta a domicilio. La recuperación es casi completa a los 3-6 meses y solo un 20% de los pacientes que sufrieron disfagia al alta tendrán síntomas persistentes a los 6 meses y todos los síntomas estarán resueltos en un periodo de menos de 5 años. No obstante, muchos pacientes que salen de UCI con disfagia reingresan por broncoaspiraciones y neumonías, por lo cual debería implementarse más el uso de gastrostomías y la evaluación y seguimiento por logopedas dentro y al alta de UCI.

Tras la pandemia por COVID hay estudios que apuntan a que la disfagia en estos pacientes es de alrededor del 30%, algo más alta que la incidencia prepandemia, hecho asumible a que estos pacientes requieren más intubaciones, más prolongadas en el tiempo y más necesidad de realización de traqueotomías.

La disfagia aumenta el riesgo de aspiración, neumonías, retrasa la ingesta oral con la malnutrición y deshidratación que conlleva. En la mayoría de los casos y pese a esmerarse los cuidados, mientras se logra la transición eficiente de la vía enteral o parenteral a la plenamente oral, disminuye la calidad de vida y prolonga la estancia en UCI, así como la hospitalaria. La tasa de mortalidad a los 90 días es muy superior en los pacientes que son egresados de la UCI con disfagia.

La *etiología* de la disfagia es por alteraciones neurológicas (defectos del sistema nervioso central, daño nervioso periférico por traumatismos y alteraciones de la unión neuromuscular, alteraciones neuromusculares primarias o alteraciones primarias musculares), también por daño estructural, medicaciones o efectos adversos de los fármacos, presbifagia, o fagofagia.

En pacientes críticos suele ser *disfagia post-extubación (DPE)* causada por:

- El *trauma directo* del tubo orotraqueal en las estructuras anatómicas: es el principal mecanismo. Tanto por el tubo como por la traqueostomía o la sonda nasogástrica que pasan por dicha zona. Se producen irritaciones de la mucosa que pueden llevar a úlceras focales, a inflamación localizada, edema, granulomas y estenosis. Durante la laringoscopia directa, para la intubación, se puede dañar el nervio hipogloso causando su parálisis.
  - Los globos de los tubos endotraqueales impiden la normal deglución al producir una elevación laríngea que reduce de manera pasiva la apertura del esfínter esofágico y puede dañar por compresión periférica el nervio laríngeo recurrente que produce una paresia (autolimitada) o parálisis de cuerda vocal, que suele ser unilateral. Se pueden dislocar o luxar las aritenoides impidiendo el adecuado sellado de vía aérea.
  - En el caso de los pacientes portadores de traqueotomía se ven las mismas alteraciones producidas por el inflado del globo de la traqueostomía.
- La *polineuropatía y debilidad* del paciente crítico, que se debe al desuso de los grupos musculares (largo tiempo de nutrición enteral y no masticación), fármacos administrados de sedación y analgesia, bloqueantes neuromusculares, catabolismo importante con destrucción de masa muscular en la fase más aguda y pérdida de fuerza y resistencia. Se produce un retraso de la respuesta deglutoria lo que conlleva aspiraciones. Tampoco nos podemos olvidar de alteraciones a nivel del sistema nervioso central propiamente dichas.
- La disminución de la *función sensorial laríngea y alteraciones de la sensibilidad orofaríngea.*
- El *reflujo gastrointestinal* por la inflamación que conlleva.
- *Disincronías ventilatorias-deglutorias:* Entre el cierre laríngeo con su elevación, la apnea respiratoria y la apertura del esfínter esofágico superior; al no haber correcta secuencia se generan aspiraciones o la apertura laríngea precoz antes de que el bolo llegue a esófago.

Son *factores de riesgo* para la aparición de disfagia la edad avanzada, duración de la intubación y la re-intubación, sonda nasogástrica, sepsis, realización de ecocardiografía transesofágica por el paso del transductor, gasto cardiaco disminuido, postoperatorio de cirugía pulmonar complicada, ictus perioperatorio y el reflujo gastroesofágico. Una intubación de más de 7 días se asocia con disfagia moderada-severa, en muchos casos, pero esta, ya puede aparecer con intubaciones tan cortas como de 24-72 horas.

En la *exploración del paciente* es importante la evaluación de la cavidad oral, cuello y cabeza, región supraclavicular y el examen neurológico. No solo se debería realizar en pacientes con focalidad neurológica si no en todos los pacientes de riesgo de la UCI, es decir todos aquellos que han necesitado intubación o están traqueotomizados y van a iniciar la deglución por vía oral.

Hay que ser más consciente de esta entidad y realizar un *screening sistemático de rutina* en los pacientes tras la extubación. Los clínicos deben valorar el equilibrio entre riesgo-beneficio de alimentación-aspiración y realizar los estudios pertinentes en los pacientes de alto riesgo. El punto de reintroducir la alimentación tiene que ser individualizado y depende del nivel de consciencia, tiempo de intubación y comorbilidades concomitantes. Como regla general, los pacientes intubados menos de 72 horas, pueden empezar a practicar la deglución a las 12-24 horas de la extubación, se debe hacer un test de disfagia e ir progresando con las distintas texturas, hasta que se logra introducir los sólidos. En las intubaciones prolongadas de más de 7 días se aconseja esperar 24-48 horas para probar tolerancia.

El *test de screening* de la disfagia se puede realizar a pie de cama, es el test de volúmenes y viscosidades (MECV-V) (véase figura 1). Son sencillos de realizar y nos ayudan con una primera aproximación. El MECV-V consiste en la administración de tres consistencias (néctar, líquido y pudín) y tres volúmenes crecientes (5 ml, 10 ml y 20 ml) monitorizando la saturación por pulsioximetría; con este test evaluamos la eficacia y seguridad de la deglución. En los pacientes portadores de traqueostomía es más sencilla su valoración por el aislamiento inferior de la vía aérea y la visualización de salida de alimentos alrededor de la traqueotomía, pero también hay que evaluar el momento individualizando del inicio de la tolerancia. Teñir las primeras tomas con colorante alimentario de color verde o azul, ayuda a identificar y distinguir las secreciones bronquiales de contenido alimenticio.

La videofluoroscopia (VFS) o la fibroendoscopia de la deglución (FEES) son las pruebas complementarias de elección para el diagnóstico, pero requieren de personal especializado para su realización e interpretación.

La *visualización directa por fibroscopio flexible* (FEES) introducido nasalmente de la región esofagofaríngea es el *gold standard* en las UCIs, ya que es posible realizarla a pie de cama del enfermo e. Se administran líquidos con diferentes texturas con colorante y sólidos para ver la movilidad de las estructuras durante la deglución visualizando alteraciones anatómicas y si quedan restos de alimento, por encima de las cuerdas vocales, que luego puedan producir lo que se denomina *penetraciones*.

La *videofluoroscopia* –aunque no se puede realizar mientras el paciente está ingresado en UCI, pues requiere su traslado a otras dependencias hospitalarias, es la técnica *gold standard* para su valoración y detección al alta. Consiste en administrar un bolo alimenticio con bario y realizar radiografías seriadas de la deglución para ver los movimientos del mismo. Tiene el inconveniente de la necesidad de una sala con equipos de radio y la radiación para el paciente, la ventaja es que se ve la deglución entera con sus cuatro fases.

Las *recomendaciones generales* son realizar un screening a todos los pacientes que han requerido intubación o están traqueostomizados y, a los enfermos con patología neurológica cuando se les va a iniciar la alimentación. A pesar de que el test salga negativo, es conveniente en pacientes con traqueostomía, teñir las primeras tomas con colorante alimentario azul o verde, para detectar lo que se conoce como *disfagia oculta.*

El *manejo* de la disfagia es conseguir el adecuado paso del bolo en la deglución y prevenir broncoaspiraciones, por ello es importante también el manejo de las patologías de base.

La rehabilitación deglutoria si es de eficacia (se le sale el alimento de la boca, hace bolo alimentario, pero no logra impulsarlo hacia atrás, la saliva se le sale por las comisuras de la boca) la realizarán los fisioterapeutas, pero cuando ya es de seguridad, deben trabajar conjuntamente fisioterapeutas con logopedas, nutricionistas e incluso especialistas en otorrinolaringología. En la disfagia de eficacia, se podrá continuar con la alimentación oral adaptando los volúmenes y las texturas. En la de seguridad será logopedia la que prescribirá el tipo de textura que puede ir ingiriendo el paciente por boca y los volúmenes, en caso de que esto sea posible; sino es posible se alimentará al paciente por sonda nasogástrica y si esta va a ser necesaria durante más de 4-6 semanas, realizaremos gastrostomía, hasta que el enfermo se recupera.

Las estrategias compensadoras, prescritas muchas veces por logopedas y rehabilitadores, incluyen técnicas como la retroversión y lateralización cervical con colocación del bolo en el lado con mayor tono en el caso de ictus, o la anteversión cervical para compensar el retardo en contracción faríngeo y falta de elevación y facilitar el cierre de laringe. También se pueden realizar ejercicios motores para aumentar fuerza de labios y lengua y controlar así la pulsión del bolo alimenticio.

Se pueden realizar también estrategias rehabilitadoras de incremento sensorial como la presión de la cuchara contra la lengua al introducir el alimento, los sabores ácidos, los bolos fríos… Actualmente se están desarrollando técnicas de estimulación eléctrica faríngea por medio de una sonda nasogástrica que es un catéter de estimulación para aumentar la respuesta cerebral y la sensibilidad de las regiones anatómicas faríngeas.

Para el adecuado tratamiento se necesita un equipo multidisciplinar de rehabilitadores, fisioterapeutas, logopedas, terapeutas ocupacionales y otros profesionales sanitarios.

Merece la pena recordar que, con la supervisión de logopedas, una vez realizado el screening de disfagia, se debe iniciar la alimentación por vía oral en pacientes traqueostomizados, con el globo de la cánula traqueal deshinchado.

También en aquellos pacientes que pueden asir con las manos o que hay un cuidador con ellos, dentro de los programas de humanización y en verano, sería muy adecuado ofrecerles helados de hielo de sabores ácidos, para que ellos mismos fueran rehabilitando sus músculos deglutorios y estimulando el sentido del sabor.

Otra de las bazas que podríamos aprovechar en las unidades de cuidados intensivos para disminuir la incidencia y severidad de la disfagia, una vez que el paciente ya está respiratoriamente estable y despierto, es utilizar válvulas de *paussy muir*®. Con ellas además de que el paciente podría comenzar a hablar incluso estando intubado, el paso del aire por las vías aéreas altas le ayudaría a recuperar el olor e ir trabajando con sus cuerdas vocales.

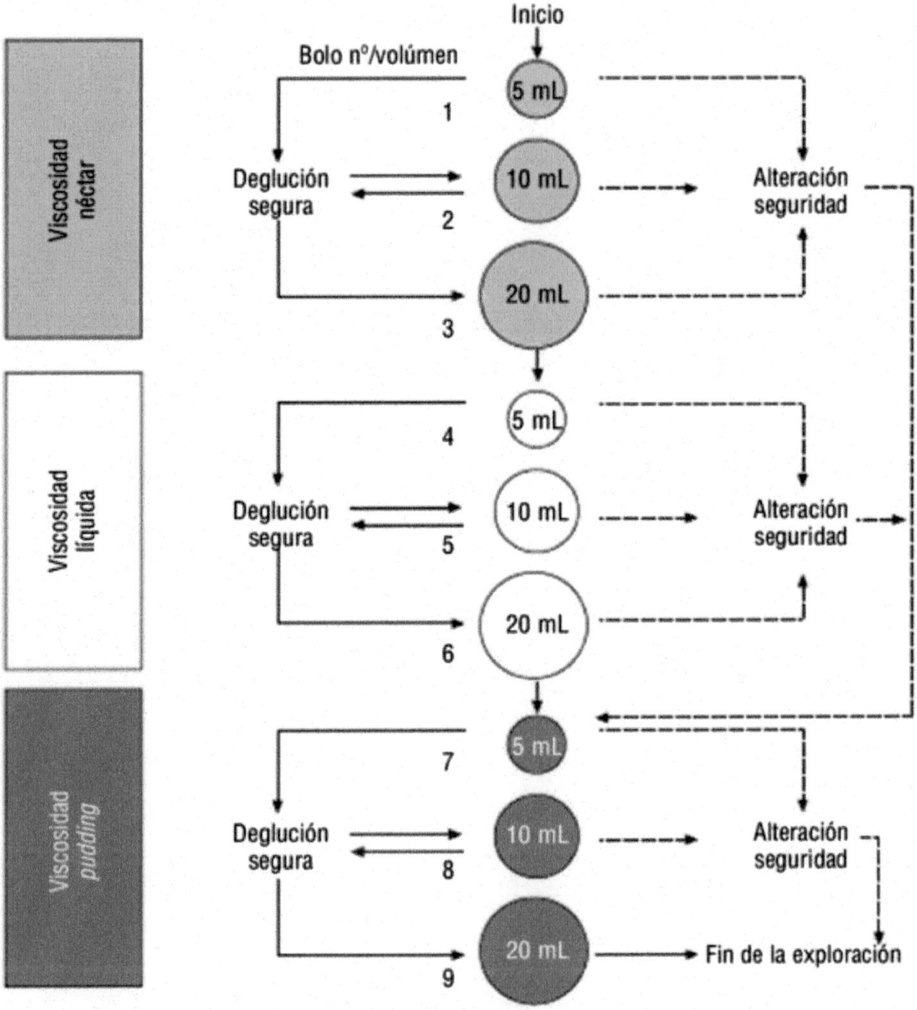

Figura 1. *Test MECV-V.*

10. REHABILITACIÓN DE LA DISFAGIA

Braulio Naclé Peiro y María Isabel Ostabal Artigas

La disfagia ha sido manejada, de forma tradicional, por médicos y logopedas, pero ya se acepta que el manejo más exitoso es cuando se integra el trabajo de grupos multidisciplinares, que incluye además de los profesionales anteriormente mencionados, nutricionistas, fisioterapeutas y terapeutas ocupacionales.

Antes de comenzar la rehabilitación, se deberá establecer un diagnóstico lo más certero posible, realizando una detallada anamnesis que incluya todo lo que ha acaecido desde que apareció la disfagia hasta el momento actual, las patologías concomitantes, la edad del paciente y los fármacos que toma, pues en algunas ocasiones la empeora.

También se realizará una investigación exhaustiva sobre los cambios alimentarios, las alteraciones de la voz durante las comidas, existencia de disnea en el momento de la ingesta, aparición de atragantamiento o tos. Y, no debemos olvidar, observar con detalle hasta qué punto la persona preserva sus capacidades cognitivas (compresión, concentración y atención).

Se realizará, además, una valoración orofacial y miofacial, en la que se estudiará con detalle el control postural. Este es fundamental en pacientes con afectación neurológica, ya que una mala posición influye en el paso del alimento a nivel de la faringe. Es importante determinar la posición cefálica con respecto al tronco, así como si el paciente realizar las ingestas sentado o en la cama en decúbito supino.

La valoración estructural, nos permitirá detectar la existencia de posibles parálisis faciales o de la movilidad de las cuerdas. Se examinará el paladar, velo del paladar, úvula, encías, salivación, piezas dentarias, apertura y oclusión mandibular, labios y problemas derivados de las traqueostomías, en caso de que esta exista o haya existido. Es importante valorar la presencia o no de edema laríngeo u obstrucciones bronquiales.

Se valorará toda la musculatura del aparato buco-fonador, facial, lingual, musculatura de la faringe, la laringe, suprahioidea y de los músculos de la masticación, fijándonos tanto en el tono como en la fuerza.

Otro aspecto a observar es la sensibilidad del paciente al tacto, al gusto, a la temperatura y al dolor tanto de la zona lingual como de la mucosa bucal.

Se debe realizar una exploración de los reflejos para ver si están presentes, ausentes, son hiperactivos o primitivos. En el adulto existen reflejos que se consideran fisiológicos como son el deglutorio, el nauseoso/faríngeo y, el de la tos. Estos pueden verse afectados ante alteraciones de los nervios IX, X y XII.

Los reflejos que en un paciente adulto se consideran primitivos y por tanto patológicos son el reflejo de la mordida, el de succión y el de mascado.

La función respiratoria, es otro aspecto que no debe pasarse por alto, antes de comenzar la rehabilitación y la ingesta segura, observando si la respiración es nasal o bucal, tiempos de apnea, ritmo ventilatorio, expansión torácica y la saturación de oxígeno.

Se estudiará que tipo de consistencia o textura deben tener los alimentos que la persona ingiere, para evitar broncoaspiraciones o penetraciones en las vías aéreas y su capacidad de masticación.

El tratamiento fisioterapéutico tiene como finalidad conseguir una alimentación adecuada y segura, que proteja las vías aéreas.

En el caso de que exista una disfagia de eficacia, se prescribirán ejercicios linguales, en los cuales se le ordenará al paciente que saque la lengua y la mueva de arriba abajo un número determinado de veces y haciendo varias series, luego deberá moverla a la derecha y a la izquierda, hacer círculos con la lengua, tocar con la punta el paladar, recorrer las encías superiores e inferiores y recorrer la mucosa de ambos carrillos. Se le hará soplar e hinchar ambos carrillos. Con una cuchara apoyada en la base de la lengua, se le animará a que levante esta, venciendo la resistencia.

Para facilitar el paso del bolo alimentario al estómago, se implementarán una serie de *métodos* como:

- *Colocar una alineación correcta cefálica con respecto al cuerpo.* Simplemente, haciendo correctamente esto, se puede evitar entre el 75-80% de las broncoaspiraciones. Esto es muy complicado de implementar en pacientes con severa afectación neurológica, por lo que habrá que recurrir a las *maniobras globales de Bobath* (se trata de una técnica en la que interactúa el terapeuta con el paciente y se intenta inhibir el tono y los patrones de movimientos anormales, facilitando el movimiento normal y estimulando en casos de hipotonía o inactividad muscular).

- *Maniobra de Logemann:* Está indicada en casos de parálisis faríngea. Se lateraliza el cuello hacia el lado contrario a la cuerda paralizada y el paciente come así y con la cabeza baja.
- *Maniobra de Madelsohn:* Consiste en prolongar el tiempo de elevación de la laringe durante la deglución, para lo cual se le pide al paciente que coloque un dedo sobre el cartílago tiroideo mientras ingiere.
- *Maniobra de la deglución forzada:* Se le pide al paciente que trague lo más fuerte posible.
- *Maniobra de deglución contra resistencia frontal:* El fisioterapeuta coloca una mano en la zona frontal, mientras el paciente resiste el movimiento de extensión cervical. Esto provoca una contracción de la musculatura suprahioidea y facilita la elevación faríngea.
- *Deglución supraglótica para evitar broncoaspiraciones:* En esta técnica se le van dando *órdenes* a la hora de ingerir:
  - Inspira.
  - Apnea.
  - Deglute.
  - Espira.
- *Ascenso activo de la laringe:* El terapeuta acompaña el movimiento natural de ascenso laríngeo de manera suave con su mano, esto es fundamental para proteger las vías aéreas.
- *Técnica de control del bolo:* Se trata de redirigir el bolo en las ingestas guiando al paciente. Se usarán *técnicas* de:
  - Barrido lingual.
  - Alternancia de la ingesta de alimentos sólidos y líquidos.
  - Posicionamiento del bolo en zonas donde la movilidad y la sensibilidad están preservadas y modificación del tamaño del volumen ingerido y la frecuencia de la toma.
- *Modificación de las texturas según las necesidades:* Néctar, miel, pudding con espesantes.
- *Reeducación de las alteraciones de la sensibilidad y de los reflejos:* Se trabajará para mejorar la coordinación y la motricidad de los músculos masticadores, labiales, linguales mediante estímulos propioceptivos.

- *Se trabajará el reflejo deglutorio mediante la aplicación de frío en los pilares del velo del paladar.* Se usarán estímulos manuales para aumentar la sensibilidad, vibraciones, estímulos térmicos y estímulos de los receptores gustativos, con sustancias ácidas como el zumo de limón o naranja.
- *Reeducación del tono y la movilidad muscular de cabeza y cuello*, para lo cual se puede utilizar neuroestimuladores que trabajarán la contracción de la faringe, laringe y cierre de la glotis.

11. PÉRDIDA DEL GUSTO Y OLFATO

María Isabel Ostabal Artigas

Cuando el paciente de UCI es dado de alta tras sufrir desnutrición relacionada con la enfermedad y acarrearla con él. Es muy complicado que en breve periodo de tiempo ingiera todos los requerimientos calóricos y proteicos que necesita por vía oral, a la anorexia y extrema debilidad –incluso para masticar–, se une la pérdida del gusto y del olfato.

Esta pérdida de sentidos se debe a la intubación, a las traqueotomías, a microtraumatismos producidos por las sondas nasogástrica, a la mucositis y al uso de muchos fármacos que como efectos secundarios crean la pérdida de estos sentidos.

Todos sabemos que el correcto funcionamiento del gusto y del olfato ejerce un papel muy importante en la nutrición, así como en las preferencias alimentarias. Es por esto que es importante preservar estos sentidos para una deseable calidad de vida.

El olfato y el gusto están relacionados y una disminución de la función de uno de ellos, repercute en el otro. El gusto se complementa en un 80% con el sentido del olfato y junto a la textura, viscosidad, temperatura y estímulos del trigémino, desarrollan lo que denominamos y conocemos como *sabor*. Este, es un aspecto quimiosensorial, donde también la audición y la visión colabora y se produce un gran placer durante la ingesta de la comida.

Es por ello, que cuando el paciente sale de UCI, si queremos hacer una medicina y unos cuidados de excelencia, debemos valorar la posible pérdida de estos sentidos totalmente o parcialmente y rehabilitarlos.

El objetivo principal de la rehabilitación es mejorar la calidad de vida del enfermo y mejorar sus capacidades olfativas y gustativas, mediante el adecuado uso de la corriente inspiratoria en conjunto con la estimulación integral multisensorial.

La rehabilitación consiste en una serie de *ejercicios respiratorios* que van a permitir la estimulación del epitelio olfatorio mediante la optimización del ingreso del aire a través de dos vías: la retronasal y la ortonasal.

La *estimulación integral multisensorial* consiste en tener en cuenta, además, del gusto y del olfato, la visión, las señales auditivas (el crujir de los alimentos, por ejemplo), las sensaciones trigeminales, el tacto, la temperatura y la textura. Es decir, con estos ejercicios se pretende estimular el olfato y el gusto en particular, ayudándonos del resto de los sentidos, hasta recuperar la información almacenada dentro de la memoria.

Durante esta terapia de recuperación del gusto y el olfato se trabaja en cuatro *niveles:*

En el primer nivel se realizan ejercicios respiratorios específicos utilizando la vía ortonasal y la retronasal. La estimulación de la respiración por la vía ortonasal consiste en inspiraciones cortas, máximo tres, que llevan el aire hacia la porción superior de la nariz, es decir la conducta de olfateo. Dichas inspiraciones se deben realizar evitando el colapso de las narinas. La estimulación de la vía retronasal como segunda entrada de los odorantes al epitelio olfatorio, se realiza mediante *la conducta de masticación de aromas*, en esta se respira por la boca, reteniendo y masticando la burbuja de aire y exhalándola por la nariz. Durante estos ejercicios se trabaja sin apoyo visual. El objetivo es que el enfermo consiga detectar la ausencia o la presencia de los aromas, haciéndole distinguir entre respuestas trigeminales (por ejemplo, ardor, frescor, picor) y olfatorias.

Una vez que el enfermo empieza a percibir, se avanza hacia el segundo nivel. En este, el paciente debe comenzar a discriminar. Aquí se trabajan dos o tres aromas y los estímulos se presentan en diferentes temperaturas e intensidades. Estos ejercicios se realizan mediante la técnica de olfateo y *masticación de los aromas* tanto por la vía orto como retronasal. El objeto es que el paciente pueda ser capaz de saber si los olores presentados son iguales o diferentes.

En el tercer nivel, el objetivo principal es que logre calificar los diferentes aromas utilizando los demás sentidos y así diferenciarlos. Mediante la presentación de un estímulo con el que trabajar, el paciente debe denominarlo, integrando vista, audición, tacto, textura oral, temperatura, sensaciones trigeminales y gusto. Cuando se llega a este nivel ya se empieza a trabajar a nivel cortical.

En el cuarto nivel se trabaja la identificación y el reconocimiento en base a lo aprendido en los estadios anteriores. Se intenta que sepa determinar de qué aroma se trata ante la presentación de los distintos odorantes y, sin apoyo visual.

Esta rehabilitación se hace en sesiones semanales y durante 15 o 20 minutos. El tiempo mínimo de tratamiento son de 4 meses. Los pacientes deben repetir los ejercicios varias veces al día, no más de 10 minutos y deben anotar los cambios que van sintiendo con el curso del tratamiento.

Los *aromas* que se trabajan son reales y se clasifican en:

- *Químicos:* Acetona, esmalte de uñas, alcohol, lavandina, aguarrás.
- *Frutales:* Mandarina, naranja y limón.
- *Alimentos:* Café, condimentos, ajo, vainilla y cebolla.
- *Aromas de alerta:* Papel quemado, fósforo.

La elección de los aromas con los que trabajar con cada persona dependerá de sus preferencias, ocupación, sexo y gusto, así como condicionantes socioculturales y cognitivos.

12. SARCOPENIA

María Isabel Ostabal Artigas

El internamiento del paciente en la UCI, conlleva consigo la aparición de cierto grado de sarcopenia, en prácticamente la totalidad de los casos. Y su recuperación en personas añosas es muy difícil, por lo cual será una consecuencia deletérea, que arrastrará el resto de su vida y que lo convertirá en alguien más frágil de lo que era previamente a su ingreso.

Cuanto más vulnerable es el paciente y más grave es la enfermedad que desarrolla, más grado de sarcopenia desarrolla. En condiciones fisiológicas, se pierde músculo a partir de la tercera década de la vida, inicialmente es lenta pero progresiva y se pierde tanto masa como fuerza muscular. En la década de los cincuenta la masa muscular y la fuerza disminuye entre un 1 y 2% anualmente. Y a partir de la década de los sesenta esta pérdida asciende al 1,5-3% anualmente.

En el sexo masculino el proceso es más progresivo, mientras que en las mujeres su aparición es más brusca y coincide con la menopausia. El ingreso en la UCI, exacerba esta pérdida fisiológica, alcanzando niveles muy limitantes para la independencia de la persona, en muchas ocasiones.

Cambios musculares en relación con el envejecimiento y que se exacerban durante la estancia en UCI

- Reducción en el número de unidades motoras.
- Disminución del área muscular total.
- Menor densidad de fibras.
- Menor porcentaje de fibras tipo II y, en relación menor disminución de las fibras tipo I.

- Menor densidad capilar.
- Incremento de la duración de la contracción fibrilar.
- Cambios estructurales en las cadenas de miosina.

El músculo disminuye en volumen ante la reducción de las unidades motoras, que afectan tanto a las fibras nerviosas, como a las musculares, en especial hay una pérdida de fibras de tipo II y, esto se traduce en una alteración de la capacidad contráctil.

A nivel bioquímico, se observa un incremento del estrés oxidativo, que trae consigo alteraciones del ADN tanto nuclear como mitocondrial. También se observan cambios moleculares tanto en las cadenas de miosina como en las de actina.

Entre los *factores* que aumentan de forma exacerbada la sarcopenia durante el ingreso en UCI, figuran: severidad de la patología, tormenta de citocinas, inflamación, inmovilidad, desnutrición relacionada con la enfermedad, cambios hormonales, alteraciones bioquímicas secundarias a cambios en la respuesta inflamatoria, incremento de citocinas musculares, como la miostatina.

Dentro de las *citocinas proinflamatorias* más involucradas en el desarrollo de sarcopenia figuran la interleucina 1, el factor de necrosis tumoral y la interleucina 6. Todas ellas contribuyen a crear un efecto catabólico directo junto con un efecto anoréxico y a la vez favorecen la disminución de otros factores anabólicos como son la hormona de crecimiento y el factor de crecimiento insulínico.

El déficit severo de vitamina D, en el paciente crítico, también se cree que contribuye a crear pérdida de músculo y fuerza muscular. La presencia de receptores de esta vitamina a nivel muscular parece relacionarse con un correcto desarrollo y crecimiento muscular. Asimismo, la vitamina D juega un papel en la activación de la proteincinasa C, que tiene efecto sobre la síntesis proteica y, en el paso del calcio al citosol.

Una de las consecuencias de la enfermedad grave es el *estrés oxidativo,* que provoca una gran cantidad de mutaciones a nivel del ADN mitocondrial muscular y, que se traduce en una reducción de la síntesis proteica, la de ATP y finalmente provoca la muerte de la fibra muscular. El acúmulo de mutaciones a nivel del ADN mitocondrial se asocia a una acelerada apoptosis de los miocitos que se traduce en una pérdida de la masa muscular, en especial de las fibras tipo II.

En cuanto al *encamamiento prolongado*, factor muy importante y decisivo en cuanto a la pérdida de músculo, se sabe que se pierde antes la fuerza que la masa, masa muscular, que por otra parte en los momentos más álgidos se puede traducir en la pérdida de un kilo por día de músculo.

Múltiples fármacos utilizados durante la enfermedad crítica, también provocan alteraciones mitocondriales o toxicidad directa sobre el músculo, contribuyendo a la sarcopenia, debiéndose prestar una especial atención a los glucocorticoides, betabloqueantes, inhibidores de la hidroxi-metil-glutaril-CoA reductasa o a los antiinflamatorios no esteroideos.

Para el diagnóstico de sarcopenia hay que demostrar tanto la pérdida de masa como de fuerza muscular.

Para la medición de la masa muscular se utiliza el índice de masa muscular y el índice de masa esquelética. El primero se define como la cantidad de masa muscular en relación con la estatura (peso total de la masa muscular/altura^2).

Mientras que el índice de masa esquelética es el porcentaje de masa muscular en relación con el peso corporal (peso total de la masa muscular/peso corporal × 100).

Cuantificar la masa muscular total no es fácil y menos en la UCI, donde además existe edema y sobrehidratación, en muchas ocasiones. Actualmente el uso de la ecografía muscular, sobre todo a nivel del recto anterior del cuádriceps, parece que nos podría al menos orientar, sobre aquellos pacientes que más músculo están perdiendo y así mejorar el soporte nutricional e incentivar la fisioterapia. Otra técnica que está teniendo cierto auge en intensivos para valorar la masa muscular es la bioimpedancia multifrecuencia. Con esta técnica no solo podemos valorar la masa magra, sino también la masa grasa y el grado de hidratación.

Las *consecuencias* que acarrea la pérdida de masa y fuerza muscular en UCI, una vez que el paciente es dado de alta a planta o a su domicilio son la disminución de la capacidad funcional, que puede hacer a la persona dependiente de otra y/o muy propensa a las caídas. La fatiga intensa es otra de las consecuencias. Todo ello puede contribuir a crear un círculo vicioso difícil de romper.

También se ha asociado la sarcopenia a un riesgo aumentado de desarrollar enfermedades crónicas, como son la osteoporosis, diabetes, infecciones nosocomiales e incluso una peor recuperación de la enfermedad aguda.

La sarcopenia desempeña un papel determinante en el desarrollo del *síndrome clínico de fragilidad*, que es altamente predictivo de la aparición de eventos adversos y que se asocia a una mayor morbilidad y mortalidad.

El *tratamiento* consiste en entrenamiento físico mediante ejercicios de resistencia, esto es eficaz tanto en la prevención como en el tratamiento de la sarcopenia ya que produce mejora tanto de la masa, como de la fuerza y la resistencia muscular. Tan pronto como sea posible, debería iniciar esta terapia en UCI, con ejercicios pautados por rehabilitadores.

Estos ejercicios, que siempre en la UCI deben ser prescritos por un rehabilitador, deben alcanzar entre un 70-80% de la capacidad física máxima que tiene el enfermo y deben repetirse al menos dos veces al día. Una vez dado de alta de UCI e incluso del hospital, continuará esta dinámica, hasta recuperar su independencia.

Pero el ejercicio sino va acompañado de una ingesta proteica suficiente no va conseguir sus metas, aconsejándose que el paciente tome un suplemento proteico tras finalizar la sesión, que le aporte al menos diez gramos de proteínas y al ser posible proteínas del suero y productos ricos en leucina. Se recomienda una ingesta mínima total al día de 1,5 gramos/kilo de peso de proteínas.

Debe valorarse la necesidad de dar suplementos de vitamina D en caso de existir déficit, dada la relación de esta vitamina con el desarrollo de sarcopenia. Y a su vez la sarcopenia con el desarrollo de osteoporosis.

13. ÚLCERAS POR PRESIÓN

Noelia Andrés Castel y María Isabel Ostabal Artigas

Las úlceras por presión o decúbito son lesiones de la piel que pueden llegar a comprometer estructuras más profundas, como músculos, vasos, nervios y hueso. Son consecuencia de una presión prolongada sobre una zona dérmica. En la mayoría de los casos –sobre todo en pacientes ingresados o que han estado ingresados en UCI– la úlcera o pérdida de continuidad de la piel, aparece sobre superficies que recubren partes óseas del cuerpo, como talones, tobillos, cadera y coxis.

Un factor de riesgo para padecerla es sufrir una enfermedad grave o incapacidad que limita la independencia del paciente de cambiar de posición o que obliga a la persona a permanecer la mayor parte del tiempo sentados o en la cama.

Las úlceras se pueden desarrollar en un tiempo muy corto, incluso horas o días. La mayoría de ellas curan con tratamiento, pero existen casos en que no curan completamente y requieren una especial vigilancia. En la UCI se deben tomar medidas para prevenirlas desde que el paciente ingresa, para lo cual se realizará un screening del riesgo relativo que tiene cada persona, se realizarán cambios posturales si la situación clínica lo permite y/o se colocarán colchones antiescaras. Igual de importante es mantener una buena hidratación, cuidados de la piel que van desde la limpieza a la hidratación y un soporte nutricional que cubra todos los requerimientos calóricos, proteicos y de oligoelementos y vitaminas, debidamente calculados.

Los *síntomas* que nos deben alertar del posible desarrollo de una úlcera de presión o decúbito son:

- Cambios del color o textura de la piel.

- Supuración.
- Hinchazón.
- Área de la piel con cambios de temperatura (más fría o más caliente) al tocarla que otras áreas.
- Zonas de especial sensibilidad.

Las úlceras de decúbito pasan por diferentes grados según su profundidad, severidad y otras características. El sistema de clasificación de la NPUAP/EPUAP de las úlceras de presión (*National Pressure Ulcer Advisory Panel, European Pressure Ulcer Advisory Panel and Pan Pacific Pressure Injury Alliance*) es una de las escalas más utilizadas, que establece las siguientes categorías:

Categoría I. Eritema no blanqueante

La piel está intacta, pero con eritema no blanqueante a la presión en una zona localizada, frecuentemente sobre una prominencia ósea. Se observará pérdida de color de la piel, aumento de la temperatura, edemas, endurecimientos o dolor. Las pieles oscuras pueden no presentar palidez visible.

El área puede ser dolorosa, firme y más caliente o más fría en comparación con los tejidos adyacentes. Esta categoría o estadio I, puede pasar desapercibido en personas con tonalidades de piel oscuras.

Categoría II. Úlcera de espesor parcial

En este estadio la pérdida de espesor parcial de la dermis se presenta como una úlcera poco profunda con un lecho entre rosado y rojo, pero sin esfacelos. En otras ocasiones se presenta como una ampolla intacta o rota llena de suero sanguinolento.

En otras ocasiones se presenta como una úlcera superficial brillante o seca, pero sin esfacelos o un hematoma que sugiere lesión de tejidos profundos. No se debe caer en el error de emplear esta descripción para describir desgarros de la piel, dermatitis asociada a incontinencia o quemaduras provocadas por el esparadrapo.

Categoría III. Pérdida total del grosor de la piel

En este estadio ya hay una pérdida completa del grosor del tejido. Pudiéndose identificar la grasa subcutánea, sin embargo, todavía no quedan expuestas otras estructuras como son tendones, músculos o hueso. Pueden aparecer esfacelos y puede haber tunelizaciones o cavitación.

La profundidad de la úlcera varía según la zona anatómica afectada. Por ejemplo, en la nariz o el occipucio al no tener tejido subcutáneo, las úlceras se pueden clasificar en esta categoría, aun no siendo muy profundas.

En contra, las zonas con abundante panículo adiposo pueden desarrollar úlceras de esta categoría, siendo muy profundas. El hueso o el tendón no son visibles o directamente palpables.

Categoría IV. Pérdida total del espesor de los tejidos

Pérdida total del espesor del tejido con tendones, músculos o hueso expuestos. Las escaras y los esfacelos pueden estar presentes. Y también son habituales las cavitaciones y tunelizaciones. La profundidad de la úlcera varía según la localización anatómica.

Las úlceras de esta categoría pueden afectar al músculo u otras estructuras como tendones, fascias o cápsulas articulares, pudiendo producir la aparición de osteomielitis. El hueso y el músculo expuesto es visible o puede palparse.

Úlceras no estadiables. Profundidad desconocida

Pérdida del espesor total de los tejidos, pero la base de la úlcera está cubierta por esfacelos de color amarillos, grises, verdes o marrones, completamente y/o escaras marrones o negras, en el lecho de la herida. Hasta que no se hayan retirado estos esfacelos o escaras no se puede determinar el estadiaje. Una escara estable seca adherida, sin eritema o fluctuaciones en los talones, sirve como una protección biológica y, en estos casos, no debe ser retirada.

Los *sitios* en que más comúnmente aparecen las úlceras son:

- En *pacientes que han salido de la UCI*, pero no pueden deambular y permanecen la mayor parte del tiempo sentados o en silla de ruedas, los *sitios más frecuentes* son:
  - Coxis o glúteos.
  - Omóplatos y columna vertebral.
  - Parte posterior de piernas y brazos, donde estas se apoyan en contacto con la superficie de la silla.
- En *pacientes que están en la UCI* encamados o que permanecen encamados en el momento de su alta, las *zonas* más vulnerables para la aparición de úlceras son:
  - Occipucio en la cabeza.
  - Omóplatos.

– Zona lumbar, coxis y cadera.
– Talones, los tobillos y la parte posterior de las rodillas.

Existen tres *factores* que tienen una importancia transcendental en la aparición de estas lesiones:

1. *Presión constante en cualquier parte anatómica del cuerpo puede disminuir el flujo sanguíneo a los tejidos.* La disminución de este crea un compromiso en la oxigenación tisular, así como en la llegada de sustancias nutricionales. Si esta situación se prolonga en el tiempo la piel y los tejidos cercanos se dañan y las células mueren.
2. *Fricción que se produce cuando la piel roza contra la ropa de la cama.* Esto hace la piel frágil y vulnerable a la abrasión, fundamentalmente si está húmeda.
3. *Rozamiento que se produce cuando dos superficies se trasladan en sentido contrario.* Por ejemplo, tirar del paciente sin levantarlo de la superficie de la cama para colocarlo bien, arrastrándolo.

En aquellos casos en que existe inmovilidad, existen otros factores que si se suman aumentan el riesgo de sufrir esta patología como son la incontinencia ureteral o rectal, la pérdida de percepción sensorial (por ejemplo, lesiones de médula espinal u otras afectaciones neurológicas), no cubrir adecuadamente las necesidades hídricas, calóricas, proteicas, vitamínicas y de minerales como ya hemos referido anteriormente. Y sufrir afectaciones médicas que afecten al flujo sanguíneo, como pueden ser las enfermedades vasculares o la diabetes, entre otras.

Los pacientes que salen de UCI con úlceras de decúbito o por su situación clínica de fragilidad, la desarrollan al ser dados de alta y no recibir los mismos cuidados, pueden presentar una serie de *complicaciones* que merman su calidad de vida:

- *Celulitis:* Es una infección de la piel relacionada con los tejidos blandos. Se manifiesta con calor, dolor e inflamación o hinchazón de la zona afectada. Si existe compromiso nervioso y la persona no tiene dolor, puede pasar desapercibido hasta que alcanza mayor entidad clínica.
- *Osteomielitis e infección de las superficies articulares:* Al quedar hueso y/o estructuras articulares expuestas al medio externo.
- *Cáncer:* Las úlceras que no cicatrizan a largo plazo o úlceras de Marjolin, pueden degenerar y convertirse en un carcinoma de células escamosas.

- *Septicemia:* Aunque es una situación extrema, si alcanza suficiente entidad y se infecta, los gérmenes que la colonizan pueden pasar a la sangre y producir una infección grave.

Lo más importante para evitar este problema, que puede llegar a condenar al paciente a meses e incluso años de curas continuadas y dolorosas, es la prevención. Desde la consulta de cuidados post-UCI, se aconsejará a la familia o cuidador, que adopte las siguientes *medidas:*

1. Reposicionamiento del paciente continuado en el tiempo y cada breve periodos de tiempo, cambiando el punto de apoyo del peso cada hora.
2. En caso de que la situación lo permita, levantarle a silla y, si la persona tiene suficiente fuerza en la parte superior del cuerpo, que realice flexiones en la silla, levantando el cuerpo del asiento, empujándose sobre los apoyabrazos de la silla.
3. Buscar sillas especiales y homologadas, que puedan inclinarse y con ello aliviar la presión.
4. Aliviar la presión de las zonas más propensas, almohadillando esa superficie y asegurándose que el paciente esté bien posicionado. No se usarán almohadones en forma de donut, porque concentran la presión en el tejido circulante.
5. Ajustar la elevación de la cama. Si la cama puede elevarse en la parte superior del cuerpo, subirla no más de 30 grados, así se previene el cizallamiento.
6. Con respecto a la piel, esta debe mantenerse seca y limpia. Se utilizarán jabones neutros y luego se secará adecuadamente, evitando restregar con la toalla, la forma de secado debe ser mediante *pequeños toques o palmadas.* Si el paciente defeca o se orina, enseguida limpiarlo.
7. Proteger la piel con cremas barreras de humedad.
8. Usar ropa que no tenga corchetes ni botones, para evitar que presionen. Y las arrugas de las sábanas, serán debidamente evitadas.
9. Se realizará una revisión diaria de la piel, durante el aseo, para detectar precozmente pequeñas lesiones.

¿Cuáles son los distintos tratamientos de la úlcera por presión?

El tratamiento de las úlceras de decúbito depende, entre otras cosas de su *estadio.*

En la *etapa I,* que como hemos referido anteriormente se caracteriza por una piel enrojecida que no palidece, el tratamiento consiste en eliminar la presión del área afectada y utilizar algún producto que cree una pared protectora. Si la úlcera ya es de *grado más elevado* y tiene tejido muerto, lo primero que hay que hacer es desbridar o retirar el tejido muerto, limpiarla con suero fisiológico y aplicarle una pomada con antibióticos. A veces si no hay demasiados esfacelos se puede hacer una debridación química con algún producto que tenga elastasa, echándolo en la zona y haciendo una cura oclusiva, que se mantendrá un periodo de tiempo razonable y según la naturaleza del apósito que se utilice. Los bordes limpios de la herida se protegerán con un gel que cree una película dérmica protectora.

Se mantendrá la zona limpia y libre de contaminación, sobre todo de productos de deshecho, como pueden ser la orina o las heces.

La debridación quirúrgica es el procedimiento de elección para úlceras que tienen abundante tejido necrótico. Si se sospecha infección también es preferible utilizar este método al del desbridamiento enzimático.

Una vez que la herida ha quedado limpia y en el caso de estadios II y III no infectados se pueden utilizar apósitos de hidrocoloides, es lo que se llama cura húmeda, que se mantendrá tapada durante unos tres días, cambiándose transcurrido este tiempo, salvo que se manche antes o se despegue que será sustituido con más precocidad.

Pero vamos a profundizar en cada una de las fases y en lo que requieren para una adecuada evolución de las úlceras.

Desbridamiento

Una vez ya hemos dejado claro que el desbridamiento es necesario si aparece necrosis, esfacelos o detritus, para que la herida cicatrice correctamente y no se infecte, vamos a ver todos los *tipos* posibles de desbridamiento, que se pueden utilizar en el mismo paciente, combinándolos según vaya evolucionando.

- *Desbridamiento quirúrgico o cortante:* Se le considera la forma más rápida de eliminar escaras adheridas y tejido necrótico húmedo. Es un procedimiento cruento, que requiere estar adiestrado en la técnica. El desbridamiento cortante deberá realizarse por planos y en diferentes sesiones, siempre comenzando por el área central, procurando alcanzar pronto la liberación de tejido desvitalizado en los lados de la lesión. Es necesario utilizar analgésico tópico, como gel de lidocaína al 2%. A veces se produce sangrado, que es posible controlar mediante la compresión o apósitos hemostáticos. Una vez controlado, sería recomendable utilizar durante 8 o 24 horas un apósito seco y luego cambiarlo ya por un apósito húmedo.

- *Desbridamiento enzimático:* Se debe considerar cuando el paciente no esté en condiciones de tolerar un desbridamiento quirúrgico y, siempre y cuando no presente infección. Existen distintos productos enzimáticos como pueden ser colagenasa, proteolíticos, fibrinolíticos, etcétera.
  Es recomendable –como ya hemos referido– proteger la piel alrededor de la úlcera con una pasta de zinc, silicona u otros productos que creen una película de barrera dérmica. Una vez aplicado el producto para el desbridamiento, se debe aumentar el nivel de humedad en la herida para potenciar su acción, utilizando apósitos.
- *Desbridamiento autolítico:* Se basa en la suma de hidratación del lecho de la úlcera, fibrinolisis y acción de enzimas endógenas sobre los tejidos desvitalizados. Es más selectiva y menos traumática. Requiere más tiempo para mostrar sus resultados. Este tipo de desbridamiento se puede conseguir con cualquier apósito capaz de producir condiciones de cura húmeda, o, con hidrogeles en estructura amorfa (geles).
- *Desbridamiento mecánico:* Se realiza por abrasión mecánica a través de fuerzas de rozamiento, uso de dextranómeros, mediante la irrigación a presión de la herida o la utilización de apósitos humedecidos que al secarse pasadas 4 a 6 horas se adhieren al tejido necrótico, pero también al tejido sano y esto puede provocar abrasiones de este con su retirada. En la actualidad no se suelen usar.

Limpieza de la herida

La limpieza de la herida es fundamental, ya que así se crearán las condiciones necesarias para que cicatrice correctamente y disminuya el riesgo de infección.

Se debe limpiar la lesión inicialmente y en cada cura utilizando suero salino fisiológico.

La guía para el tratamiento de úlceras por presión de la *Agency for Health Care Policy and Research* estadounidense (AHCPR), establece una serie de *recomendaciones* sobre la cura de las úlceras:

- Se limpiarán las heridas al principio del tratamiento y durante cada cambio del apósito.
- Se utilizará la mínima fuerza mecánica al limpiar las heridas con gasas o esponjas.

- No limpiar las heridas con agentes antisépticos como povidona yodada, yodóforos, peróxido de hidrógeno, hipoclorito sódico, ácido acético, etc.
- Se utilizará solución salina isotónica para su adecuada limpieza.
- Se administrará este a una presión suficiente que no cause trauma en el lecho de la herida, pero que contribuya a facilita el arrastre mecánico de los restos necróticos.

Según el *Grupo Nacional para el Estudio y Asesoramiento en Úlceras por Presión y Heridas Crónicas* (GNEAUPP, grupo español), se establecen las siguientes *recomendaciones* en cuanto a la limpieza de las úlceras:

- Las úlceras se limpiarán inicialmente y en cada cura.
- Se utilizará suero salino fisiológico.
- Se usará la mínima fuerza mecánica en la limpieza, así como para su secado posterior.
- Se usará la presión de lavado efectivo para facilitar el arrastre de esfacelos y restos de curas anteriores, pero sin producir traumatismos en el tejido sano. La presión de lavado más eficaz, es la que se consigue por gravedad.
- No limpiar la herida con antisépticos locales como ácido acético, povidona yodada, clorhexidina o limpiadores cutáneos. Estos productos son citotóxicos para el nuevo tejido y además pueden absorberse y provocar problemas sistémicos.

Control y seguimiento del exudado

Se sabe que las úlceras exudativas curan más lentamente que las que no lo son y que el exceso de exudado puede macerar el tejido perilesional. Cuando se usan apósitos absorbentes es importante hacerlo con cuidado para no resecar mucho el lecho de la úlcera.

Se tomarán muestras para cultivo microbiológico, en aquellos casos que el exudado sea purulento.

Ante la presencia de úlceras exudativas, existen muchas alternativas en productos comerciales para la cura en ambiente húmedo, todo ello en dependencia del grado de exudado. Pero, en términos generales se recomienda usar apósitos no oclusivos de alginato o de hidrofibra de hidrocoloide. Cuando se pueda usar un apósito semi-oclusivo, se puede elegir uno hidrocoloide o espuma polimérica, con distintas capacidades de absorción. La piel circundante se protegerá con productos barrera.

Prevención de la infección bacteriana

Se define como *infección bacteriana* la detección de > 105 bacterias/gramo de tejido. El tratamiento consiste en desbridamiento, lavado de la herida y administración de antibióticos sistémicos.

Las muestras para cultivo, en caso de sospecha de infección, se recogerán mediante aspirado con aguja o biopsia del tejido ulcerado.

En estos casos las técnicas de presión negativa con almohadillado y dispositivos de vacío se usarán en caso de exudación muy intensa. En caso de infección, el cambio del apósito debe realizarse cada 12 horas.

En cuanto al tipo de apósito a utilizar, los de carbón activado y los de alginatos, pueden ser de gran utilidad en el contexto de heridas infectadas y se deben cambiar diariamente.

Por vía tópica se podría considerar el uso de un antibiótico local durante dos semanas en úlceras limpias pero que no curan o continúan produciendo exudado después de 2 o 4 semanas de curas regulares. El antibiótico debe cubrir microorganismos gramnegativos, grampositivos y anaerobios.

En la actualidad, existen apósitos con capacidad bactericida que contienen plata en su composición y que están indicados para disminuir la carga bacteriana en el lecho de la úlcera.

Estimulación de la cicatrización y epitelización

Una vez la herida está limpia, se debe mantener en medio húmedo para favorecer la migración celular, evitando lesionar el lecho recién formado.

En la fase de epitelización se seguirá usando curas con un ambiente húmedo y aséptico. Se optará por apósitos que permitan distanciar las curas y así se evitará la lesión de los tejidos formados.

La cura húmeda ha demostrado promover la cicatrización de las heridas, dicho efecto se debe a su capacidad de desbridamiento, estimulación de la angiogénesis, granulación y epitelización. Por ello no se aconseja dejar las heridas expuestas al aire y cubiertas con apósitos simples. Existen múltiples productos que desarrollan este concepto de cura húmeda como son hidrogeles, apósitos de hidrocoloides, películas de poliuretano, alginatos y espumas poliméricas.

Todos estos productos que generan un ambiente húmedo, permiten una absorción y retención del exudado, controlando la cantidad del mismo entre el apósito y la lesión. Están fabricados con sustancias con gran afinidad por el agua, que junto con el exudado de la lesión crean un gel que mantiene la humedad, para que la herida cicatrice.

La cura húmeda tiene los siguientes *beneficios:*

- Aumenta el aporte de oxígeno y nutrientes por vía endógena a través de la angiogénesis.
- Facilita la migración celular de polimorfonucleares y macrófagos y la reparación tisular.
- Promueve un pH ácido, creando un ambiente bacteriostático que disminuye el riesgo de infección.
- Controla el exudado sin perjudicar la piel circundante.
- Mantiene la temperatura óptima para promover la ruptura de la fibrina.
- Protege de la contaminación.
- Reduce los tiempos de cicatrización.
- Disminuye el número necesario de curas.

También merece la pena hacer alusión al uso de soluciones de ácidos grasos hiperoxigenadas para la prevención de las úlceras de presión y en el tratamiento de las *úlceras por presión estadio I.* Estos productos que solo están indicados en las fases iniciales de la úlcera, cuando todavía no hay solución de continuidad, permiten mantener un buen nivel de hidratación de la piel, aumentando la resistencia cutánea al rozamiento y aumentando la microcirculación.

Otra novedad en el tratamiento de las *úlceras de grados avanzados*, que no han respondido a terapias convencionales, es la estimulación eléctrica, no obstante; su uso no está extendido y en estos casos se suele optar por los injertos.

Quedaría vacío este capítulo, sino hiciésemos mención al control de la diarrea en el paciente crítico, tanto para reducir el riesgo de lesiones perineales, dermatitis y úlceras, como para prevenir la transmisión de infecciones nosocomiales y salvaguardar la dignidad y el confort de los pacientes.

Hasta hace unos años, las únicas medidas físicas para la contención de la incontinencia fecal, eran el uso de pañales o empapadores de celulosa. Actualmente, se dispone de dispositivos de control fecal, como es el caso de la sonda Flexi-Seal®.

Estos sistemas están *indicados* en los siguientes casos:

- Pacientes conscientes con deposiciones líquidas o semilíquidas, encamados y con incontinencia fecal.
- Pacientes con deposiciones líquidas o semilíquidas inconscientes.
- Pacientes que tienen diarrea y su movilidad está limitada.
- Pacientes con heridas o lesiones en la zona perineal, que se debe proteger de posibles infecciones o irritaciones.

El máximo tiempo que puede estar colocado este dispositivo es de 29 días y, estará *contraindicado* en los siguientes casos:

- Pacientes menores de 18 años.
- Pacientes con estrechamientos a nivel rectal o tumoraciones.
- Pacientes que han sido sometidos recientemente a cirugías del intestino distal: Recto, sigma, etc.

Estos sistemas constan de:

- Un catéter o tubo de silicona, que lleva un globo de retención de baja presión en su extremo distal.
- Una conexión o puerto para el llenado del globo. Que se debe utilizar para inyectar 45 mililitros de agua bidestilada.
- Una conexión o puerto de irrigación del sistema para realizar lavados.
- Bolsa colectora con filtro de carbón. Es transparente y cerrada y porta un sistema de sujeción. Su máxima capacidad son 1000 mililitros.

Para la colocación de este sistema se deben seguir los siguientes *pasos:*

1. Si el paciente está consciente, explicarle el procedimiento y los motivos por los cuales es necesaria su colocación.
2. Inspeccionar la zona perianal y realizar un tacto rectal en busca de posibles causas que podrían contraindicar su colocación, como son fecaloma, lesiones, estenosis u hemorroides.
3. Comprobar que no existe ningún tipo de deterioro en el globo, llenando la jeringa con 45 mililitros de agua bidestilada e inyectándolos. Luego se aspirará el líquido introducido y se dejará la jeringa conectada al puerto de llenado. Es importante recordar que se debe llenar con agua bidestilada, porque se ha visto que, en ocasiones, el uso de cloruro sódico al 0,9% puede cristalizar dentro del globo.
4. Se colocará la bolsa colectora al dispositivo.
5. Se insertará el dispositivo, para lo cual se colocará al paciente en decúbito lateral izquierdo, con ambas piernas flexionadas; es decir en posición fetal.
   a. Tras colocarse los guantes, insertaremos el dedo índice lubricado dentro de la hendidura del globo, que está diseñada para ello. Tanto el globo como el dedo estarán lubricados con agua.
   b. Insertaremos el globo, por el esfínter anal hasta llegar a la ampolla rectal.
   c. Se llenará el globo, una vez, está en la ampolla rectal con 45 mililitros de agua bidestilada. La cámara oval situada a continuación del puerto

de llenado indicará el hinchado correcto. Si la cámara está demasiado expandida, indicará una colocación incorrecta del sistema, fuera de la ampolla rectal y, deberá vaciarse el globo en su totalidad y volver a posicionarlo.
   d. Tirar con suavidad del sistema, para asegurarnos de su anclaje.
   e. Colocar la bolsa colectora por debajo del nivel de la cama, para facilitar la salida de las heces por la gravedad y, dejar fijada la bolsa colectora a la cama, de forma que el dispositivo no quede tirante.
6. Los cuidados que requiere el paciente que porta estos dispositivos son:
   a. Comprobación de que el dispositivo no esté tirante, para evitar su salida accidental.
   b. Mantener la higiene de la zona anal y alrededor del dispositivo.
   c. Valorar la consistencia y el volumen del material fecal.
   d. Valorar lavados por turno, según el estado de las heces.
   e. Vaciar la bolsa colectora una vez al día y siempre que esté llena.

Una vez que las diarreas han desaparecido y ante la presencia de contenido fecal de características *normales* o aparición de dolor en la zona de fijación del globo, hemorragias rectales o distensión abdominal, se retirará el dispositivo. Para lo cual se extraerá el agua bidestilada y se tirará de él.

Desde la aparición de estos dispositivos, es posible un mejor manejo de las úlceras del coxis y territorios colindantes, dado que se mantienen secas y sobre todo limpias, no infectándose a consecuencia del contenido fecal y cicatrizando por lo tanto mejor y más tempranamente en el tiempo.

14. PREVENCIÓN PATOLOGÍAS OCULARES POST-UCI

Verónica Barado Sánchez y María Isabel Ostabal Artigas

El paciente de UCI es especialmente vulnerable a tener problemas oculares tras el alta de la misma, sobre todo en aquellos casos que ingresa con bajo nivel de conciencia, requiere intubación y/o sedación por largos periodos de tiempos.

Las *lesiones de la córnea* son uno de los problemas más frecuentes. Se trata de heridas que pueden tener etiología infecciosa, traumática o inflamatoria, pudiendo ser superficiales o profundas. En los pacientes ingresados en cuidados intensivos, las lesiones más frecuentes son superficiales ya sea de causa traumática o infecciosas. Normalmente, son debidas a un mal cierre palpebral o una calidad no adecuada de las lágrimas.

La *abrasión corneal,* es la lesión traumática más común. Se define como una lesión superficial del epitelio, que, en condiciones normales se puede curar solo con la necesidad de gotas o ungüentos.

Dentro de las *lesiones de etiología infecciosa,* la queratitis ulcerativa es la más frecuente. En estos casos, se debe ser todavía mucho más cuidadoso para evitar deterioro permanente de la visión ocular. Estas lesiones suelen afectar a los pacientes de UCI porque el uso de sedantes ocasiona la pérdida del reflejo de parpadeo y, en caso de que además se utilicen relajantes musculares se produce una disminución de la contracción tónica del músculo orbicular, dificultando el cierre ocular total. A consecuencia de este cierre parcial se produce una alteración en la película lagrimal, evaporándose y provocando sequedad ocular. La adicción de exposición del ojo y sequedad es el caldo de cultivo óptimo para provocar queratitis.

En el caso de que solo se afecte la capa más superficial se habla de queratitis superficial que, aunque menos dañina, puede dejar cicatrices corneales o leucomas. Y si estas son centrales, pueden comprometer la visión.

La complicación más severa de la queratitis es la llamada queratitis de exposición o bacteriana, donde la conjuntiva inflamada puede colonizarse y/o infectarse por bacterias, virus o contaminantes ambientales. Pudiendo, al salir el paciente de la UCI, tener consecuencias graves y poniendo en riesgo su calidad de vida.

Los pacientes que están conectados a ventilación mecánica tienen mayor riesgo de desarrollar *infecciones*. Y cuantas más secreciones traqueobronquiales tienen, mayor es este riesgo, influyendo, también, en esto y en las alteraciones de la película lagrimal, el uso de medicamentos como la atropina, los antihistamínicos, las fenotiazinas y los antidepresivos tricíclicos. Estos medicamentos dañan los mecanismos fisiológicos de defensa de la superficie corneal y de la conjuntiva, causando queratopatías.

Otra patología ocular que puede aparecer en los pacientes ingresados en UCI es la *quemosis conjuntival*, que es un edema de origen inflamatorio.

Los medicamentos y la ventilación mecánica pueden inducir un incremento agudo de la presión intraocular, produciendo *edema y hemorragias subconjuntivales*. Entre los factores, que favorecen la aparición de este edema de conjuntivas se encuentran los desequilibrios hídricos y una mayor permeabilidad. Además, cuanto más elevada es la presión intratorácica, más riesgo existe de tener problemas oculares.

También hay que ser muy cuidadoso a la hora de asegurar el tubo endotraqueal, dado que, si está muy tenso, puede provocar una *congestión venosa* al comprometerse el retorno venoso de la cabeza e incrementando la presión intraocular.

Los estudios recogidos en la literatura afirman que hasta el 60% de los pacientes ingresados en cuidados intensivos y que han precisado sedación durante más de 48 horas podrían padecer *abrasión corneal*. Y que la mayoría de estas fueron detectadas durante la primera semana de ingreso.

Es por todo ello, que el cuidado de los ojos es muy importante, para evitar que se conviertan un problema persistente al alta e incluso permanente para toda la vida de la persona.

Revisando la literatura encontramos las siguientes *recomendaciones:*

- El cuidado de los ojos debe ser parte de los cuidados administrados a todos los enfermos durante su permanencia en la UCI (Nivel II).
- En la reducción de la incidencia de las abrasiones de la córnea, los ungüentos y las gotas son más efectivos que la no instalación ocular (Nivel II).
- En la reducción de la incidencia de las abrasiones de la córnea, las protecciones de polietileno (gladwrap) son más efectivas que los ungüentos y las gotas.
- Todas las UCI deberían tener sus protocolos para prevenir lesiones conjuntivales y corneales y, en caso de que estas aparezcan detectarlas precozmente e instaurar tratamiento para evitar secuelas permanentes, que pueden terminar mermando la calidad de vida del paciente y convertirlo en una persona dependiente.
- En la higiene de los ojos es necesario tener una buena fuente de luz (Nivel IV).
- En caso de que se sospeche o exista infección ocular, se debe limpiar primero el ojo no afectado o el menos afectado, para evitar la transmisión de infecciones se debe utilizar gasas distintas para limpiar cada ojo (Nivel IV).
- En caso de ojos secos o riesgo del mismo o cuando se tenga que administrar gotas o pomadas oftálmicas, se debe primero realizar la higiene de los ojos. No se rozará la conjuntiva con las gasas para evitar úlceras y lesiones corneales (Nivel IV).
- En los pacientes en coma o sin reflejo palpebral, los párpados deben permanecer cerrados para evitar la sequedad de la conjuntiva y prevenir úlceras corneales. Las enfermedades críticas provocan fuga capilar y edema periférico y de la conjuntiva, haciendo a estos pacientes propensos a queratopatías. Los párpados son esenciales para la protección de estos ojos, pero en ocasiones no se pueden cerrar bien, incluso con apósitos, en estos casos el tratamiento irá orientado a proteger la córnea y evitar la formación de úlceras, mediante el uso cada un tiempo debidamente protocolizado de lágrimas artificiales o pomadas (Nivel IV).

El *equipamiento necesario*, para realizar un adecuado cuidado de los ojos en UCI consiste en:

- Guantes estériles.
- Jeringas estériles de 10 cc.
- Solución fisiológica 0,9% o agua estéril.

El *procedimiento de cuidados de los ojos* se realizará siguiendo estos pasos:

- Informar al paciente del procedimiento y pedirle permiso para realizarlo si está consciente, explicándole porqué debe hacerse.
- Lavado de las manos con jabón antiséptico o solución alcohólica (Nivel I).
- Preparación del material y colocación al lado del paciente, preservando la intimidad del mismo.
- Asegurarse que disponemos de una adecuada fuente de luz (Nivel IV).
- Colocar al paciente en decúbito supino o Fowler, con la cabeza inclinada hacia atrás y apoyada (Nivel IV).
- Colocación de los guantes.
- Cargar las jeringas con solución fisiológica 0,9% o agua estéril (Nivel IV).
- Humedecer la gasa con la solución salina o agua estéril (Nivel IV).
- Solicitarle al paciente que cierre los ojos.
- Con la gasa humedecida se retirará el exceso de secreciones u otras partículas ubicadas en el canto interno. Desechando la gasa (Nivel IV).
- Limpiar el párpado superior, con el ojo adecuadamente cerrado para no lesionar la córnea. Se limpiará el ojo desde dentro hacia fuera (Nivel IV).
- Limpiar el párpado inferior, diciéndole al paciente que mire hacia arriba, estiraremos el párpado inferior hacia abajo y limpiaremos el ojo desde el lagrimal hacia fuera (Nivel IV).
- Si los párpados están pegados, se deslizará la gasa por la zona antes de despegarlos, luego se desplazará hacia abajo el párpado inferior con una gasa y con la ayuda de los dedos.
- Finalmente se retirará el exceso de humedad con una gasa seca (Nivel IV).
- Se repetirá el mismo procedimiento en el otro ojo, tras cambiarse los guantes y utilizar material nuevo.
- Una vez terminada la higiene ocular se le dejará colocado cómodo en la cama.

- Si la limpieza del ojo es para eliminar un contaminante, se irrigará con solución fisiológica 0,9% o agua estéril (Nivel IV).
- En pacientes en coma y/o intubados:
  - Se cargarán jeringas con suero fisiológico.
  - Abriremos el párpado del paciente.
  - Instilaremos el suero fisiológico.
  - Cerraremos los párpados y secaremos con una gasa estéril.
  - Administraremos como profilaxis colirios o pomadas, porque reducen la incidencia de lesiones en la córnea (Nivel II).
  - Nos aseguraremos que los parpados permanecen cerrados. Las protecciones de polietileno (glawrap) son más efectivas que las gotas o pomadas (Nivel II).
  - Recoger el material de desecho y quitarnos los guantes, tras lo cual nos lavaremos las manos con jabón antiséptico o solución hidroalcohólica (Nivel I).
  - Enseñar a la familia hacer la adecuada higiene de los ojos, le ayudará a disminuir su ansiedad y será una medida de seguridad para los cuidas del enfermo.

15. DISFUNCIÓN DIAFRAGMÁTICA Y ECOGRAFÍA DIAFRAGMÁTICA

Miriam Royo Álvarez y María Mata Martínez

INTRODUCCIÓN

El diafragma es el principal músculo respiratorio, siendo un importante punto anatómico que separa el tórax del abdomen. Durante la inspiración el diafragma se contrae hacia la cavidad abdominal y aumenta el diámetro vertical torácico. Simultáneamente los músculos intercostales externos elevan la pared torácica anterior. Todo esto provoca un aumento de la presión intratorácica negativa y favorece la entrada de aire a los pulmones. Las principales estructuras que pasan a través del diafragma hacia la cavidad abdominal son el esófago, los nervios frénicos y vago, aorta descendente y vena cava inferior.

DISFUNCIÓN DIAFRAGMÁTICA

En los últimos años se ha prestado más atención a la funcionalidad del diafragma en el contexto del paciente que está o ha sido sometido a ventilación mecánica, con sedación y/o relajación. Fue en el 2004 cuando Vassilakopoulos acuñó el término *disfunción de la musculatura diafragmática,* definiéndose como tal un descenso progresivo de la fuerza muscular diafragmática que ocurre de forma precoz tras el inicio de la ventilación mecánica. Desde ese momento, han ido apareciendo estudios que han demostrado que la utilización de modos ventilatorios controlados (VMC), en los cuales el esfuerzo inspiratorio no lo hace el paciente y no se realiza una contracción activa del diafragma, provocan en menos de 24 horas una disfunción contráctil y atrofia diafragmática.

Cuando encontramos debilidad diafragmática en el paciente con ventilación mecánica debemos inicialmente excluir la presencia de factores sobre los que podemos actuar, que son causas endocrinas o electrolíticas tratables, como hipofosforemia, hipomagnesemia, hipocalcemia o hipotiroidismo. A su vez la hiperglucemia mantenida, malnutrición severa, fracaso renal severo, el uso de agentes relajantes neuromusculares, y el uso de corticoides a altas dosis pueden contribuir a reducir la masa muscular en estos pacientes. También hay otros procesos, incluyendo la sepsis y otros procesos inflamatorios sistémicos que pueden ser responsables de debilidad diafragmática adquirida en la UCI. Y la mejor manera de tratar este problema es prevenirlo mediante el uso precoz de modos ventilatorios asistidos o espontáneos, en aquellos casos que la situación clínica del enfermo lo permita. No hay un tratamiento específico dirigido a la debilidad diafragmática. El manejo de fallo de destete de la ventilación mecánica de estos pacientes se debe evaluar de manera global y tratar todas las posibles causas de manera multidisciplinar.

El músculo atrófico presenta una pérdida de fuerza y una menor excursión diafragmática, motivado por la disminución del área de sección transversal de las fibras musculares, lo que provoca una menor capacidad inspiratoria. Esta atrofia por la ventilación mecánica ocurre de forma muy rápida, que puede ser de tan solo 18-69 horas, según distintos estudios.

Hoy se sabe que la ventilación mecánica controlada provoca alteraciones en la estructura de las fibras musculares, apareciendo primero áreas con miofibrillas anormales por desorganización miofibrilar y alteraciones de las líneas Z, para más tarde detectarse áreas de regeneración de fibras musculares sin signos de inflamación. Y si la ventilación mecánica controlada se prolonga durante más de 3 días, se producirá un aumento de vacuolas lipídicas citoplasmáticas con datos de autofagia.

La atrofia y la disfunción diafragmática que se producen durante la ventilación mecánica controlada, se deben a un descenso en la síntesis proteica y a un aumento de la proteólisis. La síntesis de proteínas en el diafragma llega a disminuir entre un 25-30% después de 6-12 horas de ventilación. Este aumento de la proteólisis está relacionado con la activación de vías de proteasas (calpaína, caspasa-3 y sistema ubiquitín- proteosoma).

También durante la ventilación mecánica controlada se producen alteraciones en la morfología mitocondrial que provocan disfunciones de las mismas y un exceso de especies reactivas de oxígeno.

ESTUDIO ECOGRÁFICO

Para el estudio ecográfico del diafragma se utiliza la medición de la excursión diafragmática, cuantificación del grosor diafragmática y lo que se denomina fracción de acortamiento. Estas mediciones son muy útiles para la evaluación en el paciente crítico de la disfunción diafragmática y como valor predictor positivo en el destete y la extubación.

1. Excursión diafragmática

Se define como la medición de la movilidad diafragmática durante un ciclo respiratorio desde el final de la inspiración hasta el final de la espiración del mismo ciclo.

Se utiliza una sonda convexa de entre 3,5-5 MHz, colocando al paciente en decúbito supino con el tronco elevado 30 grados.

Se empieza localizando el hemidiafragma en modo 2D, observando una línea curva e hiperecogénica. En el lado derecho se utiliza el abordaje subcostal inferior, posicionando el cabezal del ecógrafo entre las líneas medio-clavicular y antero-axilar. La sonda se dirige hacia medial, craneal y dorsal para el haz alcance el tercio posterior del hemidiafragma. En el lado izquierdo se coloca la sonda en la zona subcostal o intercostal inferior entre las líneas medio-axilares y anterior o a nivel medio-clavicular, dirigiendo la sonda de igual manera que descrita previamente.

Tras la localización se pasa al modo M para realizar la evaluación de la excursión diafragmática. Se debe programar una profundidad adecuada y una velocidad de barrido lo más lenta posible, colocando la línea del haz de modo M a unos 30 grados de la línea central cráneo-caudal del hemidiafragma.

De este modo se observa una curva del ciclo respiratorio, con la parte superior correspondiente al tiempo inspiratorio y la parte inferior al tiempo espiratorio. Se mide una línea vertical desde la base de la curva (final de la espiración) hasta el pico de la curva inspiratoria.

Los valores de excursión diafragmática normal en adultos dependiendo de la respiración profunda a superficial oscilan entre 15-21 mm y la parálisis diafragmática se indica con la ausencia total de excursión diafragmática o movimiento paradójico. Se define como disfunción diafragmática una excursión menor de 10 mm o una excursión negativa.

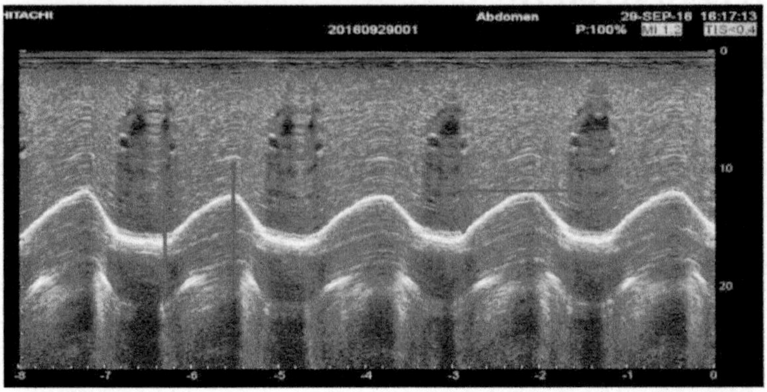

Imagen 1. *Medición de la excursión diafragmática. Extraído de SEPAR, S. E. de N. y C. T.-. (2017). Ecografía Torácica Volumen 1. In: Manual Separ de Procedimientos (Vol. 33) (3).*

2. Medición del grosor diafragmático

Para su medición se utiliza una sonda lineal de alta frecuencia entre 7-18 MHz, con el modo 2D. Se coloca la sonda en la línea axilar anterior, perpendicular a los espacios intercostales 8-9° observando una imagen con 3 capas paralelas en la que el diafragma se visualiza como una banda hiperecogénica de un grosor mayor entre las otras dos más estrechas que corresponden a la pleura y el peritoneo. Podemos considerar como valores normales en pacientes ventilados, un grosor de 2,4 ± 0,8mm, indicando atrofia valores por debajo de 2 mm.

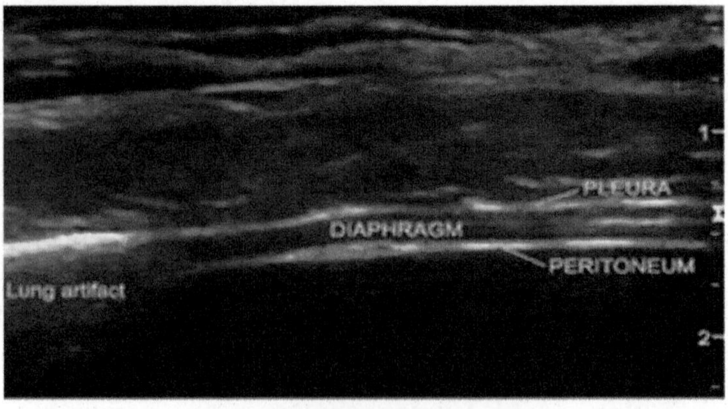

Imagen 2. *Capas paralelas con visualización de la línea media que corresponde al diafragma para realizar la medición. Extraído de Supinski, G. S., Morris, P. E., Dhar, S., & Callahan, L. A. (2018). Diaphragm Dysfunction in Critical Illness. Chest, 153(4), 1040–1.*

3. Variación del grosor diafragmático

Se trata de una medida indirecta de la capacidad de contracción del diafragma debido a que las fibras musculares se acortan durante la contracción y causan el aumento en al grosor muscular. El estudio se realiza mediante la fracción de acortamiento del diafragma, que es el porcentaje de aumento del grosor del mismo durante la inspiración máxima respecto a su grosor al final de una espiración no forzada.

La fórmula para el cálculo de la fracción de acortamiento es (grosor al final de la inspiración-grosor al final de la espiración)/grosor al final de la espiración) × 100.

Se utiliza misma sonda y posición que para la medición del grosor diafragmático, empleando el modo M, realizando al menos 3 mediciones y cogiendo una media de ambas para la realización de la fórmula previamente indicada. Se aceptan como valores normales una fracción de acortamiento mayor del 20% (3).

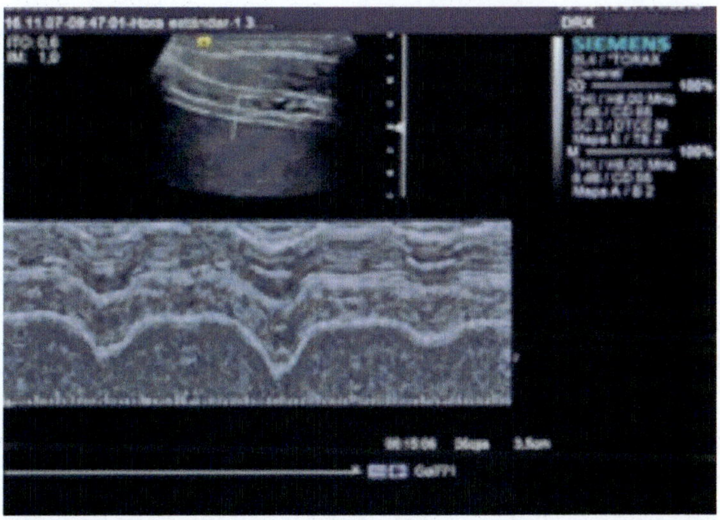

Imagen 3. . *Medición en modo M de la variación del grosor diafragmático. Extraído de SEPAR, S. E. de N. y C. T.-. (2017). Ecografía Torácica Volumen 1. In: Manual Separ de Procedimientos (Vol. 33).*

16. ALTERACIONES LARINGOTRAQUEALES Y PULMONARES POSTINTUBACIÓN

Sara Noblejas Drouot y Eva Sampedro Calavia

1. ALTERACIONES LARINGOTRAQUEALES

El manejo invasivo de la vía aérea es una técnica vital para el paciente crítico y precisa de intubación o traqueostomía, en ocasiones de forma muy prolongada.

Sin embargo, no está exenta de complicaciones que pueden desarrollarse de forma aguda durante la propia intubación o bien desarrollarse de forma tardía como resultado de intubaciones prolongadas, pudiendo manifestarse tanto durante el ingreso en UCI como posterior a él. Este capítulo se centrará en las siguientes *complicaciones laringotraqueales* de aparición tardía:

- *Lesiones laríngeas:* Parálisis de cuerdas vocales y granuloma laríngeo.
- *Lesiones traqueales:* Estenosis traqueales, fístula traqueoesofágica, fístula traqueoarterial y traqueomalacia.

Los *factores de riesgo* principalmente asociados al desarrollo de estas complicaciones son:

- Intubación prolongada (> 7 días) o intubaciones recurrentes.
- Presiones de neumotaponamiento excesivamente elevadas (> 20-30 cm de H_2O). De ahí, la recomendación de utilizar manómetros para un adecuado inflado de los globos de los tubos traqueales.
- Intubación traumática.
- Tamaño inadecuado del tubo orotraqueal (TOT).
- Aspiración.
- Extubación no programada.

1.1. Parálisis de cuerdas vocales

La parálisis de cuerdas vocales permanente (CV) es una complicación poco frecuente (< 1% de las intubaciones), que se asocia a la intubación prolongada. En la mayoría de los casos está causada por la compresión de la rama anterior del nervio laríngeo recurrente al quedar atrapado entre el balón del TOT y el cartílago tiroides a nivel de la laringe subglótica; aunque en raras ocasiones también puede deberse a la dislocación de la articulación cricoaritenoidea como resultado de intubaciones traumáticas o forzosas. Como consecuencia de la parálisis, se imposibilita la abducción de la cuerda vocal afectada quedando en posición de adducción (cerrada). La parálisis de cuerdas vocales puede ser unilateral o bilateral:

- *Parálisis de CV unilateral:* Es la más frecuente y se manifiesta con disfonía tras la extubación. Suele resolverse espontáneamente días e incluso meses después, ya que se trata generalmente de una paresia de la CV.
- *Parálisis de CV bilateral:* Es poco frecuente pero más severa. Se presenta con estridor tras la extubación, precisando generalmente la reintubación inmediata e incluso traqueostomía para el manejo de la vía aérea a largo plazo.

El diagnóstico se realiza a través de laringoscopia directa excepto en casos de dislocación de la articulación cricoaritenoidea que puede diagnosticarse por palpación manual o por pruebas de imagen.

La mayoría se resuelven de manera espontánea, ya que la CV lesionada suele encontrarse en un estado de paresia más que de parálisis. Sin embargo, si tras 6-12 meses no se ha producido aún la recuperación, es improbable que se produzca.

1.2. Granuloma laríngeo

La intubación endotraqueal puede provocar la formación de granulomas laríngeos. Consiste en el desarrollo de tejido de granulación como resultado de una cicatrización anómala sobre la mucosa ulcerada por la presión ejercida por el TOT, generalmente en el tercio posterior de las cuerdas vocales o en la región posterior del cricoides. Debe sospecharse ante la persistencia de disfonía o sensación de cuerpo extraño más allá de los 7-10 días posteriores a la extubación y precisa de la realización de una fibroscopia para su diagnóstico. Pueden precisar exéresis quirúrgica, aunque también pueden resolverse de manera espontánea.

1.3. Estenosis traqueal

La estenosis traqueal (ET) es una complicación de aparición tardía, que se produce semanas o meses tras la intubación inicial. Presenta una incidencia variable (entre 1-21%). Se asocia principalmente con el tiempo de intubación, siendo mayor el riesgo en intubaciones prolongadas de más de 7 días. La presión ejercida por el propio TOT o bien las presiones excesivamente altas del neumotaponamiento provocan isquemia e inflamación local, con la resultante necrosis y fibrosis de la mucosa causando la retracción del tejido a nivel laríngeo o traqueal.

La ET suele manifestarse a partir del primer mes tras la extubación y los síntomas pueden progresar a lo largo del tiempo con disnea progresiva. Sin embargo, en pacientes con escasa demanda funcional y vida sedentaria, la estenosis puede ser asintomática. Debe sospecharse en pacientes intubados con test de fuga negativo o bien en pacientes extubados que presenten una obstrucción no reversible de la vía aérea alta en pruebas funcionales respiratorias. La confirmación diagnóstica se realizará por visualización directa mediante laringo o broncoscopia.

El manejo inicial de la estenosis traqueal se basa en el tratamiento endoscópico a través de dilatación con balón, resección por láser y/o colocación de prótesis o stents traqueales. La resección quirúrgica se reserva para casos recurrentes o refractarios al tratamiento endoscópico.

1.4. Fístula traqueoesofágica

La fístula traqueoesofágica (FET) consiste en una complicación rara asociada a la intubación (< 1%) pero con graves consecuencias. Se produce por la erosión ejercida por el extremo del TOT sobre la pared posterior de la tráquea generando una comunicación fistulosa hacia el esófago. Se asocia principalmente con presiones elevadas del neumotaponamiento del TOT o de la vía aérea, la excesiva movilización del TOT y la ventilación mecánica prolongada.

Se manifiesta con neumonías broncoaspirativas y episodios hipoxémicos recurrentes, que a su vez pueden prolongar aún más la ventilación mecánica. Debe sospecharse ante la presencia de aspirado de nutrición enteral a través del TOT, test de fuga positivo o distensión gástrica. El diagnóstico puede realizarse mediante distintas técnicas como esofagograma con contraste, TAC, endoscopia y/o broncoscopia.

Debe llevarse a cabo un manejo conservador hasta que sea posible la realización del tratamiento definitivo, que implica la elevación del cabecero a 45°, posicionar el extremo del TOT distal a la fístula y recurrir a nutrición mediante yeyunostomía o nutrición parenteral completa.

El cierre espontáneo es raro. El abordaje quirúrgico es la técnica de elección para el cierre de la fístula. Sin embargo, es una intervención compleja no exenta de complicaciones como la dehiscencia de sutura, la FET recurrente o la estenosis traqueal. También se puede recurrir al abordaje endoscópico para la colocación de parches, anillos de silicona y *plug* vasculares, con resultados variables y éxito parcial a largo plazo.

1.5. Fístula traqueoarterial

La fístula traqueoarterial (FTA) consiste en una comunicación anómala entre el árbol traqueobronquial y los vasos sanguíneos, generalmente con la arteria innominada debido a su proximidad anatómica con la tráquea. Es una complicación rara con una incidencia inferior al 1% pero con consecuencias devastadoras, principalmente asociada a pacientes portadores de traqueostomías de baja inserción. Debe sospecharse ante el aspirado continuo de sangre a través de la cánula traqueal, el sangrado babeante peritraqueostomía o la presencia de una cánula pulsátil. El diagnóstico confirmatorio se realiza mediante broncoscopia y/o angio-TAC para localizar la FTA, aunque puede suponer un reto diagnóstico ante fístulas de pequeño tamaño. La ausencia de diagnóstico confirmado, pero con una elevada sospecha clínica, no debe demorar la exploración quirúrgica y la eventual reparación de la misma.

1.6. Traqueomalacia

La traqueomalacia (TM) consiste en el adelgazamiento y destrucción del tejido cartilaginoso traqueal. De manera similar a la estenosis traqueal, aparece semanas e incluso meses después de la intubación inicial. Se asocia también a presiones del neumotaponamiento excesivas o demasiado prolongadas que acaban causando isquemia, inflamación y la consecuente necrosis y adelgazamiento del cartílago traqueal provocando el colapso de la pared traqueal durante el ciclo respiratorio. En función de la localización puede ser intra o extratorácica. En la TM intratorácica, la más frecuente, la tráquea se colapsa durante la espiración porque la presión intratorácica excede la presión intraluminal, mientras que en la TM extratorácica, el colapso se produce durante la inspiración porque la presión atmosférica excede la presión intratraqueal negativa.

Debe sospecharse ante la imposibilidad del destete respiratorio del paciente intubado, ya que el TOT y la presión positiva de la ventilación mecánica enmascaran la TM impidiendo el colapso traqueal. En pacientes extubados, se manifiesta con disnea con el esfuerzo, tos y dificultad para la expectoración pudiendo incluso provocar síncopes inducidos por tos. En casos más severos, puede aparecer estridor inspiratorio o espiratorio según la localización de la TM.

La técnica diagnóstica de elección es la broncoscopia flexible realizada con el paciente en respiración espontánea. El tratamiento se reserva para casos sintomáticos pudiendo recurrir a procedimientos endoscópicos mediante la colocación de stents; o bien quirúrgicos con la resección del segmento de TM y posterior anastomosis traqueal o con plastias para reforzar la pared traqueal.

2. PROBLEMAS PULMONARES

El síndrome de distrés respiratorio agudo (SDRA) es una forma severa de lesión pulmonar aguda típica de pacientes críticos, de etiología variada (sepsis, neumonía, pancreatitis, politransfusión, estrés quirúrgico, grandes quemados, etcétera) y de elevada mortalidad (hasta el 25%). Presenta una incidencia del 10% entre el total de los pacientes ingresados en UCI y una prevalencia que se eleva al 23% entre los pacientes que precisan ventilación mecánica.

Se define como la aparición de parcheados alveolares bilaterales radiológicos de causa no cardiogénica asociada a hipoxemia significativa medida mediante el cociente de presión parcial de oxígeno (PaO_2) entre la fracción inspirada de oxígeno (FiO_2), siendo este inferior a 200 mmHg. Como consecuencia, los pacientes con SDRA precisan de ventilación mecánica invasiva y generalmente ingresos prolongados en UCI. Los supervivientes suelen presentar al alta lesiones pulmonares residuales como fibrosis pulmonar y alteraciones del intercambio gaseoso que pueden influir en su funcionalidad física a largo plazo.

En cuanto a la evolución radiológica, los infiltrados parcheados alveolares de la fase inicial del SDRA se resuelven para dar paso a un patrón reticular como resultado de la fibrosis del parénquima subyacente. En las imágenes de TAC, estos cambios fibróticos se manifiestan principalmente con patrón en vidrio deslustrado y bronquiectasias por tracción que se localizan en las regiones no-dependientes pulmonares. Estos hallazgos suelen persistir más allá de la recuperación pulmonar y sintomática. El grado de fibrosis se ha correlacionado con la duración de la ventilación mecánica, el empleo de ventilaciones no protectoras y la etiología del SDRA, siendo más significativa la fibrosis en casos de neumonía frente a causas de etiología no pulmonar.

Respecto a la capacidad respiratoria, se ha descrito una reducción leve-moderada de la capacidad de difusión del monóxido de carbono (DLCO) con un grado variable de obstrucción o restricción en la espirometría. Además, los supervivientes también pueden desarrollar una limitación variable en su capacidad funcional y física. En el test de marcha de 6 minutos, se ha descrito una reducción significativa de la distancia recorrida al comparar con grupos de pacientes sanos ajustados por edad. Sin embargo, esta limitación física también podría ser atribuida a otras patologías comprendidas dentro del síndrome post-UCI, como es la pérdida muscular o la insuficiencia cardíaca.

17. FISIOTERAPIA RESPIRATORIA

Dulce Santander Benito y María Isabel Ostabal Artigas

Los pacientes que requieren intubación en UCI por insuficiencia respiratoria aguda primaria o síndrome de distrés respiratorio como complicación de una enfermedad grave, suelen sufrir un daño pulmonar agudo con edema, pérdida bronquiolar de las células ciliadas y depósitos proteicos en los alveolos, lo que dificulta el intercambio gaseoso. Esta fase, de no evolucionar bien, es seguida, entre la segunda y quinta semana, de la aparición de depósitos de fibrina e infiltración de células inflamatorias y fibroblastos. Y a partir de la sexta y octava semana la fibrosis pulmonar se consolida con proliferación celular en los espacios intersticiales y depósito de colágeno. Esta evolución hacia la fibrosis pulmonar es más acentuada, cuanto más grave es la enfermedad.

Los supervivientes de un SDRA, aún ventilados con una estrategia protectora, pueden presentar secuelas pulmonares clínicas, funcionales y morfológicas residuales, con una disminución en su calidad de vida y que es probable que se conviertan en permanentes. No obstante, la identificación precoz de aquellos que son más vulnerables al desarrollo de estas, la actuación sobre los factores modificables que favorecen su aparición y el desarrollo de programas de rehabilitación multidisciplinar desde el inicio, pueden conllevar una reducción de la morbilidad.

A todo paciente que ha sido dado de alta de UCI tras estar sometido a ventilación mecánica, se le debería hacer un screening de disnea. No hay que olvidar que la disnea es un síntoma y por lo tanto subjetivo y, debemos buscar la forma más apropiada de cuantificarlo lo mejor posible. Una de las escalas más utilizadas es la *escala de disnea modificada del MRC* (mMRC), que estable los siguientes grados:

- *Grado 0:* Disnea sólo ante actividades físicas muy intensas.
- *Grado 1:* Disnea al andar muy rápido o al subir una cuesta poco pronunciada.
- *Grado 2:* Incapacidad al andar al mismo paso que otra persona de la misma edad.
- *Grado 3:* Disnea que obliga a parar antes de los 100 metros, a pesar de caminar a su paso y en terreno llano.
- *Grado 4:* Disnea al realizar mínimos esfuerzos de la actividad diaria como vestirse o que le impide salir de casa.

Prevención de los problemas pulmonar post-UCI

Transcurrida la fase aguda de la enfermedad y, sobre todo si está intubado, lo ha estado o tiene una patología abdominal alta, torácica o pulmonar, deben implementarse los ejercicios de fisioterapia respiratoria. Esto pretende aumentar la capacidad residual pulmonar, evitar atelectasias y facilitar la expulsión de secreciones, así una vez sea dado de alta de UCI el riesgo de disnea o sobreesfuerzo respiratorio ante el ejercicio sea mínimo.

Es conveniente adiestrar al paciente y al familiar que va a ejercer de cuidador principal, para aumentar la adherencia a su realización y evitar la fragilidad de la persona.

Estarán *contraindicados* en fase post-aguda inmediata o se suspenderán, si durante la convalecencia apareciera:

- Fiebre.
- Dolores musculares o articulares.
- Malestar general.
- Opresión y/o dolor en el pecho
- Sensación de ahogo o dificultad respiratoria.
- Tos persistente e incoercible.
- Mareos.
- Aparece sudoración profusa, alteraciones del ritmo u otro tipo de inestabilidad.

La fisioterapia respiratoria se realizará cuando haya transcurrido como mínimo una hora desde la ingesta de los alimentos. Y los ejercicios es aconsejable realizarlos dos veces al día durante 15-45 minutos.

Dentro de estos *ejercicios* se incluirán el entrenamiento para una espiración prolongada, la respiración abdominal, el reflejo de la tos y la reeducación postural:

1. *Entrenamiento para una espiración larga:* Se inspirará por la nariz y se espirará de forma prolongada por la boca y con los labios fruncidos. Uno de los trucos más utilizados es poner una vela a 25 centímetros de la cara del paciente, para que este sople de tal manera que la llama se mueva, pero no llegue a apagarse. O poner un pañuelo u otro papel a la misma distancia y mantenerlo elevado durante la espiración el máximo tiempo posible.
2. *Respiración abdominal:* Se puede realizar en cualquiera de las siguientes *posturas:*
   a. Decúbito supino.
   b. Sedestación.

   El objetivo de este ejercicio es que el paciente tome conciencia de la entrada y salida del aire por el trabajo que realiza con su diafragma. Para ello, se colocará las dos manos sobre la región abdominal alta y deberá notar como el abdomen se hincha al introducir el aire en los pulmones y se distiende con su salida.
3. *Reflejo de la tos:* Se le dice al paciente que reproduzca de forma controlada el reflejo de la tos. El objetivo de esto es que la tos sea eficaz para expulsar secreciones.
4. *Reeducación postural:* El fisioterapeuta diseñará una tabla de ejercicios a realizar según las particularidades y connotaciones del paciente para corregir la postura a través de la toma de conciencia corporal y así se facilitará una mejor ventilación pulmonar.

18. REHABILITACIÓN CARDÍACA

Antonio Muñoz Ruiz y Rosana Oviedo Olvido

Muchos de los pacientes que ingresan en UCI lo hacen por un problema cardíaca y otros pueden desarrollarlo durante su estancia en UCI, por lo cual muchas veces además de una rehabilitación física y respiratoria, puede ser necesario una rehabilitación cardíaca.

El *protocolo* más usado en rehabilitación cardíaca es el recomendado por la OMS, hacia los años sesenta y que se divide en tres fases:

- *Fase I:* Abarca desde el ingreso del paciente hasta el momento que es dado de alta del hospital. Siempre que sea posible se iniciará la movilización precoz y se dará comienzo al proceso de educación.
- *Fase II o ambulatoria:* Esta fase se inicia en el momento del alta del paciente y, es el período en el que se realizarán las actividades más intensas en todos los aspectos, que determinarán la adquisición de nuevos hábitos en la vida del paciente. Su duración oscila entre los 3 y los 6 meses.
- *Fase III o de mantenimiento:* Tiene como meta el mantenimiento de hábitos correctos, control de los factores de riesgo, práctica habitual de actividad física y reincorporación en las mejores condiciones posibles a la vida laboral y/o social.

Durante la *fase I* se será muy cuidadoso y prudente en cuanto a la rehabilitación cardíaca. Una vez que se prescriben, se harán sesiones de unos 30 minutos, 2 veces al día. La frecuencia cardíaca de seguridad calculada será el 30% de la frecuencia cardíaca de reserva. El gasto calórico aproximado será de 2 METS y la intensidad percibida en *escala de Borg modificada.*

Se seguirán los siguientes *pasos*, según el momento y/o situación clínica.

Cuando el paciente está todavía *inmovilizado* en cama con drenajes y/o ventilación mecánica. Se colocará la cama en posición semisentado y se realizarán ejercicios respiratorios, enseñándole a usar incentivadores ventilatorios y técnicas para mantener la vía aérea permeable. Así como ejercicios pasivos, activos y activos-asistidos de extremidades.

Cuando ya se *ha comenzado la sedestación* del paciente en sillón, además de los ejercicios anteriores, se realizarán ejercicios con cicloergómetro portátil.

Cuando el paciente *ya sale de UCI y/o tiene posibilidad de ponerse de pie,* se será más exigente y se aumentará la intensidad. Realizando programas de ejercicios sentado y de pie, se insistirá en la incentivación ventilatoria y en trabajos activos y movilización en máximo rango de las extremidades, cicloergómetro portátil y banda elástica, así como deambulación por la unidad hasta 35 metros.

Cuando *el paciente ya está de pie y deambulando con apoyo*, al programa anterior, se le añadirá deambulación por pasillo de 60 a 100 metros.

Cuando el paciente ya *deambula sin apoyo*, se aumentará la deambulación por pasillo de 100 a 200 metros y se comenzará a subir y bajar escaleras, 1 piso aproximadamente.

El siguiente paso será a los ejercicios anteriores *aumentar la deambulación* por pasillo 300 metros y subir 1 o 2 pisos de escaleras.

En la *fase II* se realizará un estudio detallado de la situación clínica del paciente, historiándolo y seguidamente se realizará una prueba de esfuerzo (si el paciente tiene capacidad para ello), o, una prueba de caminar durante un período de 6 minutos. Esta última prueba es muy útil para la valoración de la funcionalidad de la insuficiencia cardíaca, durante la misma se medirá el VO_2 máximo. Las medidas directas del VO_2 máximo permiten calcular de una forma muy fiable la capacidad física del enfermo, según la clasificación de la *New York Heart Association* (NYHA).

Según los resultados obtenidos, se encasillará al paciente en una u otra clase.

Los *pacientes clase I*, son aquellos que tienen un VO_2 máximo por encima de los 20 ml/kg/min. En estos casos, la rehabilitación se realizará en el hospital, pero no es necesario que se sea una unidad de rehabilitación cardíaca, durante al menos 6 semanas y, luego se le realizarán revisiones periódicas.

En los pacientes que se encasillan en la *clase II-IV* el tratamiento se prolongará 6 meses en la unidad de rehabilitación cardíaca y, con monitorización de la presión arterial, pulso y electrocardiograma:

- *Clase II:* Son aquellos que tienen un VO_2 máximo entre 15 y 19,9 ml/kg/min.
- *Clase III:* Son aquellos que tienen un VO_2 máximo entre 10 y 14,9 ml/kg/min.
- *Clase IV:* Son aquellos que tienen un VO_2 máximo por debajo de 10 ml/kg/min.

Los ejercicios programados para este tipo de pacientes se clasifican en aeróbicos y anaeróbicos. Las modalidades de entrenamiento aeróbico son el caminar, el correr, el nadar o el ir en bicicleta, estos ejercicios tienen en cuenta el uso de grandes grupos musculares, en repetidas contracciones isotónicas, lo que permite mantener la actividad durante un tiempo considerable.

El entrenamiento contra resistencia o ejercicio anaeróbico, tiene como objetivo incrementar la resistencia, la masa del músculo esquelético y la fuerza, lo que mejora la capacidad de la persona para llevar a cabo actividades de la vida cotidiana. En clase funcional IV la rehabilitación es riesgosa y debe ser, si se hace de muy baja intensidad y con una férrea monitorización.

Las *contraindicaciones para la rehabilitación cardiaca* son:

- Enfermedad coronaria inestable.
- Insuficiencia cardíaca descompensada.
- Presión arterial pulmonar severa (PAPm > 55 mmHg).
- Arritmias incontrolables.
- Estenosis aórtica severa y sintomática.
- Miocarditis, endocarditis o pericarditis aguda.
- Disección aórtica.
- Hipertensión arterial no controlada (180/110 mmHg).
- Síndrome de Marfan.
- Rehabilitación cardíaca de alta intensidad en pacientes con retinopatía diabética proliferativa moderada o grave y retinopatía diabética no proliferativa.

Dentro de las *contraindicaciones relativas*, para la rehabilitación cardíaca, que deberán ser estudiadas individualmente se encuentran:

- Pacientes con factores de riesgo de cardiopatía isquémica.
- Diabéticos mal controlados.
- Hipertensión no controlada.
- Baja capacidad funcional, considerando como tal 4 MET o inferior.
- Lesiones músculo-esqueléticas.
- Portadores de desfibriladores e incluso marcapasos.

En aquellos casos en que se puede iniciar la rehabilitación se hará tanto con ejercicios aeróbicos como anaeróbicos, según el paciente.

Durante el entrenamiento, es mejor utilizar conforme sea posible, una intensidad alta, entre el 70-80% del pico de VO_2, que intensidades bajas. Existe correlación directa entre el grado de intensidad del entrenamiento y el VO_2, de modo que a mayor intensidad del ejercicio se consiguen VO_2 más altos.

Aunque la intensidad se puede regular según la frecuencia cardíaca máxima, la AHA recomienda que se regule en función del VO_2, teniendo en cuenta el uso de betabloqueantes.

El ejercicio de resistencia, debidamente programado por un rehabilitador, es muy beneficioso para personas de edad avanzada, mejorando el sistema músculo esquelético, así como el rendimiento global. La AHA recomienda la introducción en el programa de rehabilitación cardiaca un modo de entrenamiento de resistencia que consiste en levantar pesos ligeros, con periodos cortos entre ejercicios.

El ejercicio aeróbico por sí solo ha demostrado tener un efecto considerablemente positivo en pacientes con insuficiencia cardíaca.

Pero quizá lo más beneficioso para mejorar la calidad de vida del enfermo, es que en el programa de rehabilitación se introduzcan los dos tipos de ejercicio. Y una vez que el paciente ya haya sido aleccionado, se le prescribirán ejercicios o rutinas domiciliarias, que practicará en grados de insuficiencia cardíaca leve o moderada.

19. MANEJO DE LA SEDACIÓN Y ANALGESIA: PREVENCIÓN SÍNDROME POST-UCI

Irene Sampedro Martín y Laura Huguet Embún

El síndrome post-UCI es *un conjunto de síntomas físicos, cognitivos o mentales que surgen después de la enfermedad crítica y persisten más allá del episodio agudo,* según recoge la SCCM (Sociedad Médica de Cuidados Críticos Estadounidense) en una conferencia del año 2010.

La debilidad neuromuscular adquirida es más frecuente en pacientes con SRIS (*síndrome de respuesta inflamatoria sistémica*) o FMO (*fallo multiorgánico*), así como en aquellos con inmovilidad prolongada debido a ventilación mecánica invasiva y sedo-analgesia. A falta de nuevos estudios amplios sobre el síndrome post-UCI, se estima a través de la literatura que la prevalencia de este síndrome está presente entre el 30 y el 50% de los pacientes dados de alta de una UCI.

De lo señalado anteriormente, se deduce la importancia de instaurar un manejo médico multidisciplinar que garantice un correcto manejo del dolor, la ansiedad y la agitación, sobre todo en pacientes de larga estancia o que requieren sedación y analgesia de larga duración, intentando en líneas generales la menor estancia de tiempo posible en una UCI y una recuperación óptima del paciente, con disminución de los síntomas que propician el síndrome post-UCI.

Es frecuente la necesidad y el uso de medicación sedante y analgésica para aliviar el disconfort, sea cual sea su causa, de un paciente ingresado en una unidad de cuidados intensivos. No obstante, es necesario encontrar dosis adecuadas –y no excesivas– dados los efectos secundarios negativos para el paciente. Las dosis deben cubrir las necesidades para aliviar posibles escenarios de ansiedad, agitación y dolor asociados al cuadro que requirió el ingreso.

Hasta un 70% de los pacientes ingresados en UCI dicen experimentar dolor, por lo tanto, es imprescindible para un correcto manejo médico saber reconocerlo e instaurar un tratamiento adecuado, tanto en dosis como en potencia analgésica.

El dolor puede facilitar la aparición de trastornos del sueño, alterando el ciclo sueño-vigilia; puede favorecer la aparición de síndromes confusionales agudos y, provocar una respuesta sistémica caracterizada por taquicardia, hipercoagulabilidad, inmunosupresión e hipercatabolismo.

A lo previo, se añade el carácter subjetivo del mismo y la dificultad para la comunicación que presenta algún subtipo de pacientes, como los que reciben ventilación mecánica invasiva o en aquellas patologías que cursan con alteración o bajo nivel de conciencia.

Se distinguen por tanto dos *grupos* de escenario para intentar objetivar y tratar el dolor:

- *Pacientes que se pueden comunicar y expresar:* Se puede utilizar la escala visual analógica (EVA) o escala numérica de dolor, así como la manifestación verbal subjetiva de cada paciente.
- *Pacientes que no se puede comunicar:* Se puede utilizar la *Critical Care Pain Observation Tool (CPOT)* o la *Behavioral Pain Scale (BPS),* herramientas validadas en diversos estudios.

Dentro de los *fármacos analgésicos* a disposición, se resumen los siguientes:

- *Opioides:*
  - La *morfina* posee un inicio de acción rápido (5-10 minutos) con una vida media de eliminación de 5 horas aproximadamente. En paciente con fracaso renal su metabolito puede acumularse causando sobre-sedación y depresión respiratoria, por lo que es recomendable su ajuste para evitar lo anterior o recurrir a otro fármaco analgésico.
  - *Fentanilo* es un derivado sintético de la morfina 100 veces más potente, con efectos secundarios similares a la morfina si se da una perfusión continúa prolongada en el tiempo. Fentanilo es el mórfico más asociado a cuadros confusionales agudos, pero es el recomendable en caso de inestabilidad hemodinámica.
  - *Remifentanilo* es un derivado sintético del fentanilo con inicio de acción ultra rápido (3 minutos), metabolizado a través de esterasas plas-

máticas, por lo que puede ser buena opción para pacientes con fallo hepático o renal. Es 250 veces más potente que la morfina. No se recomienda su uso en perfusión continua más de 3-5 días, ni en bolos puntuales intravenosos de manera aislada. De los 3 opiáceos nombrados es el que causa mayor depresión respiratoria, por lo que no es aconsejable para paciente inestables respiratoriamente o que no estén intubados.

- *No opioides:*
  - *Paracetamol:* Analgésico y antipirético, utilizado para el tratamiento de la hipertermia y el dolor leve dentro de una estrategia multimodal de rotación de analgésicos. La dosis máxima es de 4 gramos diarios.
  - *Ketamina:* Es un analgésico disociativo que bloquea los receptores de NMDA y se une a los receptores opioides alfa. Como efecto secundario puede causar alucinaciones vividas que propicien un estado de agitación psicomotriz o delirium.
  - *Anticonvulsivantes:* Como carbamazepina, gabapentina y pregabalina. Más estudiados en el contexto de dolor crónico, también pueden ser utilizados dentro de una estrategia multimodal de analgesia en el paciente crítico.
  - *AINEs:* Su principal problema son los potenciales efectos secundarios a nivel renal, hepático y plaquetario.

En la actualidad, existe la tendencia de *analgesia multimodal,* inicialmente validada para pacientes post-operatorios, que consiste en un abordaje no solo farmacológico opioide, sino alterno con otros analgésicos no opioides y medidas no farmacológicas como visitas familiares, rehabilitación, estimulación transcutánea (TENS), musicoterapia, etc.

La sedación es parte primordial para la atención de los pacientes ingresados en UCI que requieren medidas invasivas, como ventilación mecánica. Sin embargo, es necesario encontrar el punto óptimo de sedación que garantice cierto estado de bienestar, pero sin que resulte excesiva y ello conlleve la aparición de efectos secundarios negativos para la evolución del paciente, como son el síndrome confusional agudo, neumonía asociada a ventilación mecánica, mayor estancia en UCI y aumento del coste hospitalario, entre otros.

Partiendo de la base de que no existe un sedante ideal y que hay que individualizar según paciente y patologías, el sedante elegido debería tener un perfil de seguridad con escasos efectos hemodinámicos y respiratorios, con una vida media corta, con las menores interacciones posibles y con un perfil toxicológico bajo.

- *Benzodiacepinas:* Por ejemplo, midazolam, que se une al receptor específico que modula la respuesta GABA. Su uso está decayendo en la actualidad en las unidades de cuidados intensivos debido a la evidencia científica publicada que lo asocia a un aumento de la morbilidad, del síndrome confusional agudo, del tiempo de ventilación mecánica invasiva y la mayor estancia en UCI, cuando se usa en dosis altas y por un tiempo prolongado. Así mismo, es frecuente la aparición de tolerancia, por lo que es necesario el uso de dosis más elevadas con el riesgo secundario de acumulación que ello supone.
- *Propofol:* Se trata de un agente anestésico, generalmente el sedante de primera elección. A destacar un posible efecto secundario grave, el síndrome por infusión de Propofol, que cursa con acidosis metabólica, desequilibrio iónico y del medio interno, aparición de arritmias y otras toxicidades sistémicas y cardíacas, cuando se usa a dosis altas y por tiempo prolongado; así como la necesidad de monitorizar el perfil lipídico.
- *Dexmedetomidina:* De uso reciente en las UCIs, hay diversos estudios que han demostrado una disminución del tiempo de ventilación mecánica, de estancia en UCI y de aparición de delirium respecto al uso de midazolam y propofol.

Dependiendo del objetivo por el que se inicia la sedación, de manera general siempre se intentará realizar una sedación superficial según la escala RASS, de -2 a 0; excepto en los siguientes *supuestos* donde será necesario una sedación profunda (RASS -4, -5):

- Necesidad de ventilación mecánica invasiva con inhibición del estímulo respiratorio, como pacientes ventilados en posición prono.
- Necesidad de bloqueantes neuromusculares.
- Pacientes con hipertensión intracraneal o estatus epiléptico.

En la tendencia actual, se aboga por la *sedación superficial* para alcanzar un ideal de RASS de entre -2 y 0, para que el paciente pueda ser despertado, sin dolor, continúe adaptado a la ventilación mecánica, tranquilo y colaborador.

Para ello, es sumamente importante monitorizar el nivel de sedación a través de herramientas validadas como la escala de Ramsay, la escala SAS o la escala RASS; así como instaurar un protocolo hospitalario multidisciplinar que reúna todas las esferas que puedan causar disconfort al paciente y empeorar su pronóstico o alargar su estancia en UCI y hospitalaria, según el concepto ECASH.

El *concepto ECASH* consiste en actuar de manera precoz previniendo y tratando con analgesia multimodal el dolor, ansiedad y el posible delirium del paciente, utilizando la mínima sedación posible que garantice la colaboración del paciente, añadiendo la movilización precoz, la participación familiar y la rehabilitación y la fisioterapia, es decir unos cuidados centrado en el paciente y sus necesidades, haciendo partícipes a la familia y sus necesidades.

Item	Descripción	Puntuación
Combativo	Abiertamente combativo o violento. Peligro inmediato para el personal	4
Muy agitado	Se retira tubo(s) o catéter(es) o tiene un comportamiento agresivo hacia el personal	3
Agitado	Movimiento frecuente no intencionado o asincronía paciente-ventilador	2
Inquieto	Ansioso o temeroso pero sin movimientos agresivos o vigorosos	1
Alerta y calmo		0
Somnoliento	No completamente alerta, pero se ha mantenido despierto (más de 10 segundos) con contacto visual, a la voz (llamado)	-1
Sedación ligera	Brevemente, despierta con contacto visual (menos de 10 segundos) al llamado	-2
Sedación moderada	Algún movimiento (pero sin contacto visual) al llamado	-3
Sedación profunda	No hay respuesta a la voz, pero a la estimulación física hay algún movimiento	-4
No despierta	Ninguna respuesta a la voz o a la estimulación física	-5

Escala RASS validada al español por Rojas-Gambasica et al.

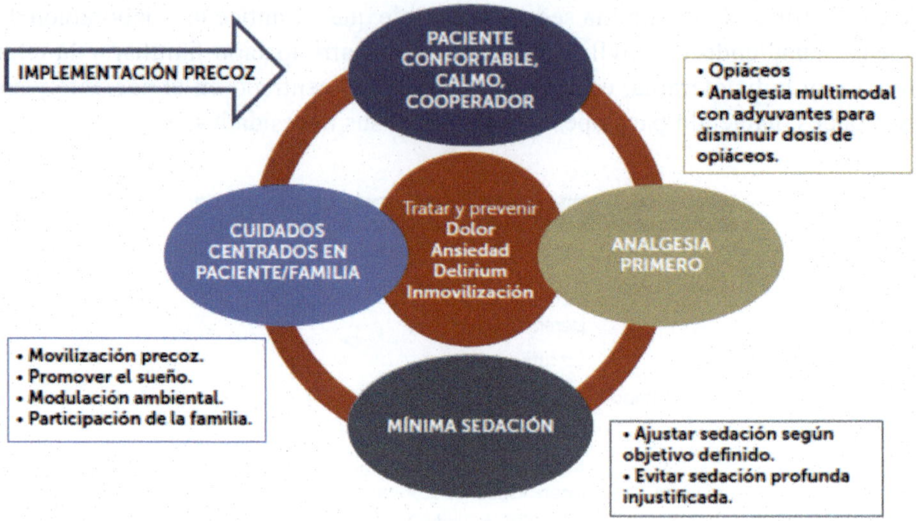
IMPLEMENTACIÓN PRECOZ
PACIENTE CONFORTABLE, CALMO, COOPERADOR
• Opiáceos
• Analgesia multimodal con adyuvantes para disminuir dosis de opiáceos.
Tratar y prevenir
Dolor
Ansiedad
Delirium
Inmovilización
CUIDADOS CENTRADOS EN PACIENTE/FAMILIA
ANALGESIA PRIMERO
• Movilización precoz.
• Promover el sueño.
• Modulación ambiental.
• Participación de la familia.
MÍNIMA SEDACIÓN
• Ajustar sedación según objetivo definido.
• Evitar sedación profunda injustificada.

20. SÍNDROME CONFUSIONAL AGUDO

Laura Huguet Embún e Irene Sampedro Martín

Según el DSM-V, el *síndrome confusional agudo* (SCA) *o delirium*, se define como un compromiso cualitativo de la conciencia, de inicio agudo, en horas o días.

Presenta un curso fluctuante durante el día, con alteraciones de conciencia y disminución de la atención.

Se produce un cambio en las funciones cognitivas o alteraciones perceptivas, no explicable por una demencia previa.

Es la expresión de sufrimiento encefálico, producto de una o múltiples noxas, por lo que siempre es secundario a una causa orgánica, aun cuando esta no siempre sea fácilmente identificable.

Fisiopatológicamente no queda claro el mecanismo de dicha patología, postulando teorías sobre la alteración de la perfusión regional, o incluso de neuro-inflamación. De forma secundaria a una causa orgánica, se aumentaría la permeabilidad de la barrera hematoencefálica, activando la microglía. La microglía, de manera fisiológica, es regulada por señales colinérgicas, por eso en pacientes ancianos donde esta vía se ve alterada más habitualmente, el SCA es más prevalente y de mayor duración que los jóvenes. No obstante, ningún grupo etario está libre de sufrirlo y suele ir el riesgo en consonancia tanto a la plasticidad cerebral, como a la gravedad de la enfermedad. Es decir, en pacientes menos añosos, la noxa debiera ser más agresiva que en los ancianos para desarrollar el delirium, según esta teoría, y según vemos en la práctica clínica habitual.

El SCA, cada vez más prevalente por el envejecimiento poblacional y la complejidad de los pacientes, supone un problema hospitalario al aumentar la morbilidad de nuestros pacientes, su estancia hospitalaria, días de ventilación mecánica en pacientes ingresados en UCI, incluso aumenta la mortalidad y el deterioro cognitivo persistente al alta hospitalaria.

La prevalencia, además, es diferente según el servicio hospitalario, siendo más alto en unidades médicas respecto a las quirúrgicas. Y dentro de la UCI, también es diferente en consonancia con qué tipo de patología se trabaja. Grosso modo, en UCI, los estudios hablan de prevalencias que oscilan entre el 35-80%.

Tipos de SCA

Hay diferentes *tipos* de SCA según la actividad psicomotora:

- *SCA hiperactivo,* cuando el paciente presenta agitación y agresividad, con complicaciones como traumatismos, caídas, arrancamiento de dispositivos, violencia, etcétera. Suele ser más frecuente en pacientes politraumatizados y jóvenes
- *SCA hipoactivo,* cuando el paciente se encuentra somnoliento e inatento, aumentando días de encamamiento, úlceras por presión, trombosis venosas, entre otras complicaciones. Su presencia es más habitual en pacientes de edades avanzadas y que con alteraciones hidroelectrolíticas.
- *SCA mixto,* cuando están presentes los dos tipos anteriormente referidos en el mismo paciente y en distintos momentos del día o de la evolución.

En las UCI es más frecuente el SCA mixto y en pacientes que se ha visto sometido a períodos de sedación muy prolongados es muy habitual el SCA hipoactivo.

Incluso, se considera que diferentes etiologías, presentan mayor prevalencia de un subtipo u otro. Por ejemplo, la encefalopatía metabólica predispone en mayor medida a desarrollar SCA hipoactivo, mientras que la privación de sustancias predispone generalmente al hiperactivo.

Factores de riesgo

Existen multitud de factores de riesgo para desarrollar dicha patología. Los factores pueden ser predisponentes (características previas del paciente que favorece el desarrollo de delirium) y desencadenantes (noxa precipitante del delirium).

En la siguiente tabla se resumen los *principales:*

Factores predisponentes	Sexo masculino, edad > 65 años, abuso de sustancias, polimedicación, pluripatología, desnutrición, dependencia, deprivación sensorial, demencia, depresión...
Factores desencadenantes	Deprivación de sustancias, fármacos (sobre todo benzodiacepinas), enfermedades del sistema nervioso central, infecciones, alteraciones metabólicas, fiebre...

Para esto, se han desarrollado modelos predictivos que detectan de manera temprana el paciente con mayor riesgo de desarrollar delirium, con el objetivo de instaurar medidas preventivas de manera precoz.

Para ello, se recomienda el uso del modelo predictivo *Prediction of Delirium in ICU patients (PRE-DELIRIC)* que, integrando 10 factores de riesgo, predice el riesgo de aparición de SCA en pacientes críticos.

Los 10 *factores* que valora dicho modelo son: edad, APACHE-II, situación de coma, tipo de ingreso (quirúrgico, médico, trauma, neurológico, etc.), si este es urgente, la presencia o no de infección, presencia de acidosis metabólica, uso de morfina, uso de sedación y el nivel de urea.

Diagnóstico

Como hemos mencionado con anterioridad, se trata de una patología aguda y de etiología orgánica. Para el diagnóstico de dicha entidad, se recomienda utilizar diferentes *escalas:*

- *Intensive care delirium screening checklist ICDSC.* Gran sensibilidad, pero menor especificidad.
- *Confussion Assessment method (CAM)* evalúa en 5 minutos, mediante una entrevista, la relación basal del estado mental y la presencia de inatención.
- *CAM-ICU.* Modificación de la escala anterior, esta es específica para pacientes ingresados en UCI, estando validada incluso para pacientes conectados a ventilación mecánica (Nivel de evidencia 1B). Esta escala es útil siempre y cuando presenten una puntuación superior a -3 puntos según la escala RASS.

La escala CAM-ICU evalúa 4 *factores:*

Comienzo del cuadro	Cambio agudo del cuadro, o curso fluctuante.
Atención disminuida	Dificultad de atención
Alteración cognitiva	Pensamiento desorganizado e incoherente, no obedece órdenes
Alteración de la conciencia	Paciente hipervigilante o bien somnoliento

Prevención

Es importante, una vez realizados los modelos predictivos citados con anterioridad, establecer una serie de medidas que intenten evitar la aparición de SCA.

Hay que intentar favorecer la orientación del paciente mediante diferentes medidas, tales como mantener un ritmo circadiano habitual (luz durante el día, apagada por la noche), evitar ruido y fragmentaciones de sueño, permitir visitas extendidas a los familiares, movilizar de manera temprana a los pacientes, proveerles de objetos personales que les hagan sentir cómodos, relojes, calendarios, fotografías, conversar con ellos, introducirles sus medicaciones psiquiátricas e hipnóticos habituales lo antes posible, intentar que mantengan sus rutinas en la medida de lo posible.

Evitar benzodiacepinas en la medida de lo posible, y si se requieren es preferible su utilización en bolos a perfusión continua. Las benzodiacepinas en los cuadros confusionales agudos, solo tendría cabida en los generados por deprivación alcohólica.

Hay múltiples estudios que intentan demostrar la evidencia de administrar, de forma preventiva, tratamientos antipsicóticos a aquellos pacientes con un alto riesgo de desarrollar delirium, todavía sin resultados unánimes a favor de su administración. Dexmetomidina, también ha cobrado un papel en estos estudios, sin resultados aclaratorios.

Tratamiento

Como hemos mencionado con anterioridad, el SCA es secundario a una causa orgánica, por lo que debemos empezar por el diagnóstico y tratamiento de la misma.

Además, se han de instaurar las medidas que favorecen la orientación del paciente utilizadas también como prevención, y reservar las contenciones mecánicas para aquellos pacientes que ponen en riesgo su salud o la de los trabajadores, una vez establecido el resto de tratamientos y nunca como primera opción terapéutica.

Como tratamiento farmacológico del SCA en las UCI, se utilizan los antipsicóticos y dexmetomedina principalmente.

Las benzodiacepinas no están indicadas como tratamiento del delirium, favorecen la sobresedación y la mayor duración del delirium, así como su propia aparición.

Como principales antipsicóticos, han de mencionarse haloperidol y quetiapina.

Haloperidol bloquea los receptores dopaminérgicos. Intravenoso tiene un inicio de acción de 5 minutos. La dosis varía en función del grado de agitación que presente el paciente, con dosis inicial de entre 0,5 mg hasta 10 mg en casos con sintomatología grave. Posteriormente ha de reducirse de manera gradual hasta su retirada. Como efectos adversos, destacar los síntomas extrapiramidales, y el alargamiento del QT desencadenando arritmias cardiacas.

Como antipsicóticos atípicos *quetiapina*, entre otros, se ha utilizado de forma segura en las UCIs como tratamiento del SCA, especialmente el hipoactivo. Amplio margen de ajuste de dosis, con escalada progresiva según eficacia terapéutica.

Dexmetomidina es un agonista central de los receptores adrenérgicos, causando hipnosis, analgesia y sedación, sin apenas causar depresión respiratoria. Se ha utilizado especialmente en pacientes intubados que desarrollan SCA hiperactivo, demostrándose su eficacia al conseguir una extubación temprana. Se recomienda su utilización especialmente en SCA hiperactivo.

Conclusiones

El SCA, secundario a patología orgánica, es cada vez más prevalente en las UCI. Es importante identificar sus factores predisponentes y precipitantes, para tratar de prevenirlo antes de su aparición. Para ello existen escalas predictivas como PRE-DELIRIC.

El diagnóstico se realiza mediante diferentes escalas, el CAM-ICU es la más extendida.

El tratamiento se basa en fármacos antipsicóticos y Dexmetomidina, además de otro tipo de intervenciones no farmacológicas para intentar mantener orientado al paciente. No se ha demostrado que el tratamiento farmacológico sea eficaz si se administra de manera preventiva.

El SCA es una patología con importantes consecuencias sobre nuestros pacientes, como el aumento de estancia en UCI, mortalidad, deterioros cognitivos y neurológicos persistentes, etcétera. Por lo que es importante prevenirlo, diagnosticarlo y tratarlo adecuadamente.

Sólo un 5% de los pacientes que sufren un cuadro confusional agudo vuelve a recuperar íntegramente todas sus capacidades neuro-psico-motrices. Y muchos de los que sufrieron en UCI SCA, al alta presentan cuadros de depresión, ansiedad e incluso estrés postraumático.

21. CONTENCIÓN MECÁNICA

María Isabel Ostabal Artigas

La contención mecánica es una medida que no debe ser implementada en UCI. Sólo se usará, en aquellos casos, en que exista riesgo físico para el enfermo o para las personas que lo rodean, como pueden ser los propios sanitarios.

En las UCI, que tienen protocolizada la detección de los cuadros confusionales agudos e identifican a los pacientes más vulnerables de sufrirlo, su uso es menor, porque la reorientación del enfermo mediante el acompañamiento familiar, el uso de sus gafas, audífonos, reloj, calendario y actividades ocupacionales como hacer fisioterapia, ejercicios mentales, simples pasatiempos o ver la televisión y/o escuchar la radio, reduce su aparición.

No obstante, y dada la gravedad en que se encuentran estas personas que ingresan en UCI, junto con la polimedicación y la vulnerabilidad previa que muchos ya acarrean, hace a veces, inevitable la aparición de cuadros confusionales hiperactivos, de difícil manejo.

Las *medidas de contención mecánica* según recomendaciones de la APA, sólo estarán indicadas en los siguientes casos:

- Prevención de daño inminente a sí mismos o a otros.
- Prevención de daño al entorno.
- Asegurar el seguimiento del tratamiento prescrito cuando se asocia a conductas agresivas o riesgo inminente de la misma.
- Contingencia en la terapia conductual de conductas peligrosas.
- Reducir al mínimo la medicación durante la observación de enfermos agitados por delirio o psicosis.

- Episodios de agitación en psicóticas embarazadas.
- Prevenir daños durante la administración urgente de medicación.

Las medidas de contención mecánica, estarán *contraindicadas* en los siguientes casos; *no se deberá utilizar como:*

- Castigo al enfermo por una transgresión.
- Respuesta a conductas molestas.
- Respuesta al rechazo terapéutico.
- Sustitución de un tratamiento ya en curso.
- Por simple conveniencia del equipo.
- En casos de encefalopatía y cuadros confusionales que podrían empeorar por disminuir la estimulación neurosensorial.
- Desconocimiento de su estado general de salud.

Cuando no quede remedio y haya que llevarla a cabo, la indicación quedará reflejada en la historia clínica del paciente y, será prescrita por el médico intensivista.

Para su realización se necesita un mínimo de 4 personas, siendo óptimo que sean 5 personas.

El material necesario para realizar una contención mecánica, debe estar homologado. El *juego de correas de sujeción completo* consta de:

- Cinturón ancho abdominal.
- 2 cintas para los miembros inferiores.
- 2 cintas para los miembros superiores.
- Botones o anclajes compuestos por los botones de sujeción y sus correspondientes cierres.
- Imán para anclajes.

Es muy importante que el modo de realizarlo esté protocolizado y no tener que recurrir a la improvisación. A grandes rasgos los *pasos* a seguir serán:

- Todo el personal que vaya a colaborar deberá ir equipado con guantes.
- Se comprobará el correcto estado de la cama y de las correas de sujeción.
- Se colocará la sujeción de cintura en la cama, asegurándose de que ésta esté frenada.
- Se eliminará del alcance del enfermo cualquier objeto potencialmente peligroso.
- Se evitará llevar objetos que puedan romperse o producir daños así mismos o al enfermo (reloj, gafas, anillos, cadenas, etcétera).
- Se inclinará la cama 45°, salvo contraindicación médica.

- Se evitará hablar con el enfermo mientras se realiza la sujeción, ya que ya se ha intentado antes el diálogo y ahora puede ser contraproducente. Si es necesario hablar con él lo hará sólo una persona y sin hacer comentarios críticos o provocativos para no volverlo más agresivo.
- El personal deberá tener una actitud profesional, no mostrar enfado, estar firmes pero amables, ser respetuosos, evitar golpear al enfermo o someterlo a posturas humillantes y no deberá haber violencia física o verbal por parte del personal, evitando responder a las provocaciones del enfermo.
- Una vez tumbado el enfermo en decúbito supino se mantendrán firmemente sujetos los miembros superiores e inferiores, cada uno por una persona, sino hubiera suficiente personal, los dos miembros inferiores serán sujetos por uno solo.
- La sujeción se realizará por el siguiente orden:
  - Cintura.
  - Miembros inferiores.
  - Miembros superiores.
- En casos graves se procederá a la sujeción completa (inmovilización del tronco y cuatro extremidades.
- En casos más leves se procederá a la sujeción parcial, que consiste en la inmovilización del tronco y dos extremidades. En estos casos se colocará primero el cinturón ancho abdominal y después las dos extremidades, de forma diagonal: brazo izquierdo y pierna derecha o brazo derecho y pierna izquierda.
- Mientras se realizar la sujeción una persona deberá tener en cuenta la sujeción de la cabeza para evitar que el enfermo se dañe o nos dañe.
- Se comprobará y se revisará los puntos de sujeción, controlando el grado de presión para evitar lesiones.
- Una vez realizada la sujeción, cada 15 minutos un miembro del equipo realizará una visita al enfermo para ver si se ha calmado y, comprobar el nivel de conciencia, las constantes vitales, las zonas de sujeción, los pulsos periféricos, la temperatura y coloración de la piel, entumecimiento y movilidad de los miembros.
- Tan pronto como el cuadro haya cesado se retirarán las medidas de contención, pero para hacerlo se requiere la presencia física de personal suficiente.

- El tiempo máximo que se establece para toda sujeción del enfermo es de 8 horas, prolongables a un periodo que nunca debe superar las 72 horas, ya que la inmovilización produce trombosis profunda venosa, tromboembolismos pulmonares y lesiones en las zonas inmovilizadas.

Los pacientes que han sufrido cuadros confusionales agudos y han necesitado medidas de contención mecánica, pueden presentar miedos incontrolables al alta de UCI y otras patologías como el síndrome de estrés postraumático, por lo cual y en la medida de lo posible se deben implementar medidas que faciliten la reorientación del paciente.

22. ESTRÉS POSTRAUMÁTICO

María Isabel Ostabal Artigas

El *estrés postraumático* se define como un conjunto de síntomas que pueden desarrollarse en personas que han vivido directa o indirectamente o han estado expuestas a situaciones traumáticas de alto impacto. Hay *factores*, que surgen durante su estancia en UCI, que propicia su aparición, como pueden ser: estar en un ambiente desconocido e incluso hostil, con altos niveles de contaminación medioambiental, sobre todo de ruidos y exposición continua a luces artificiales, haber sufrido cuadros confusionales agudos durante la evolución de la enfermedad y la necesidad de tener que adoptar por parte de los sanitarios medidas no deseada, como son la contención mecánica.

Según la DSM V para su diagnóstico deben establecerse los siguientes *criterios.*

Criterio A: Trauma

El paciente ha estado expuesto a sucesos con muertes o amenazas de riesgo vital, lesiones graves o violencia sexual, en una de las siguientes *formas:*

- Ha experimentado directamente el suceso traumático.
- Ha sido testigo directo del suceso que le ocurre a otros.
- Recibe noticias de un suceso que le ha ocurrido a una persona de su entorno cercano.
- Experimenta de forma reiterada o extrema los detalles aversivos de un suceso o situación traumática (por ejemplo, los sanitarios que en plena pandemia Covid-19 han estado tratando a pacientes moribundos). De

este punto se excluyen las personas expuestas a través de películas, reportajes, etc.

Criterio B

Los *síntomas vividos* son:

- *Emocional:* Aislamiento social, restricciones afectivas, pérdida de interés.
- *Hiperactividad:* Alteraciones del sueño, hipervigilancia, irritabilidad, dificultad para la concentración, miedo excesivo.
- *Evitación:* De conversaciones relacionadas con el trauma, pensamientos, lugares o actividades.
- *Reviven el evento traumático: Flashbacks,* pesadillas, emociones exageradas a estímulos relacionados con el trauma.

Hay que especificar si se asocia o no a síntomas disociativos de forma recurrente o persistente y, como tales se consideran:

- *Despersonalización:* Sentirse separado de uno mismo, como si fuera un observador externo.
- *Desrealización:* Sensación de irrealidad, como vivir en un sueño o a cámara lenta.

Se debe especificar si el principio, de estos síntomas disociativos se inician de forma demorada en el tiempo, como máximo seis meses entre el acontecimiento traumático y el inicio de los síntomas.

La clasificación de la OMS mediante el ICD-10, establece los siguientes *criterios:*

- El paciente ha estado expuesto a un acontecimiento o situación estresante, de una índole excepcionalmente amenazadora, que causaría un importante trauma en casi todo el mundo.
- Este acontecimiento estresante se recuerda de forma continuada, en forma de *flashbacks*. Estos recuerdos son vividos en sueños recurrentes o sensaciones de malestar al enfrentarse a situaciones parecidas o que estén relacionadas con el suceso estresante.
- Hay conductas de evitación de circunstancias parecidas o relacionadas al suceso estresante, que no estaban presentes antes de la exposición al mismo.
- Además, se da una de estas dos circunstancias:
  – Dificultad para conciliar o mantener el sueño.
  – Irritabilidad.

– Dificultad de concentración.
– Facilidad para distraerse.
– Respuesta de alarma y aprensión exagerados.

Todos estos ítems se dan en los seis meses posteriores a la vivencia estresante.

Esta sintomatología que se da en el estrés postraumático se debe a cambios biológicos. La hiperactividad del sistema nervioso simpático, con aumento de liberación de catecolaminas, que se experimenta como respuesta a la amenaza, es responsable de una marcada reactividad como hipervigilancia, miedo, trastornos del sueño, irritabilidad, ansiedad. Se ha demostrado un elevado nivel de catecolaminas (adrenalina y noradrenalina) en personas que sufren esta patología.

También se encuentra una alteración del funcionamiento del eje hipotalámico-hipofisario-adrenal, liberándose CRH, que estimula la hipófisis anterior, con la consecuente liberación de ACTH, que a su vez activa las glándulas suprarrenales produciendo aumento de cortisol en sangre.

El incremento del CRH también aparece en el locus ceruleus, la amígdala y el hipocampo. El cerebro intenta disminuir la secreción de CRH, compensando esta situación y reduciendo el número de receptores.

Sin embargo, en los pacientes que desarrollan estrés postraumático se detecta hipersecreción de CRH acompañada de disminución del cortisol en sangre y orina.

Algunos estudios, han demostrado que el estrés postraumático se acompaña de bajos niveles de cortisol urinario y, estos pacientes son hiper-supresores del cortisol a la dexametasona y tienen un elevado número de receptores de glucocorticoides en los linfocitos. Además, parece que existe una respuesta aplanada de la ACTH a la CRH.

Como conclusión de todo esto, se cree que las manifestaciones clínicas se deben a la existencia de un aumento de la respuesta de los receptores glucocorticoides centrales, con aumento de concentración y sensibilidad de estos y también por una acción de retroalimentación que disminuye el cortisol periférico.

También parece que existe una disminución del sistema serotoninérgico, que explicaría la aparición de determinadas conductas como la agresividad, la irritabilidad y la ansiedad que presentan estos pacientes.

Algunos autores, apuntan que el aumento de corticoides que se produce ante una situación de estrés conduce a la atrofia de las dendritas del hipocampo, situación reversible si el agente estresor actúa por un período corto de tiempo, pero si se convierte en un estresante crónico se produce la muerte neuronal.

Esta disminución de la actividad del hipocampo, también se ha relacionado, con otras manifestaciones del estrés postraumático como son: *flashback,* reducción de la memoria reciente, falsas interpretaciones de estímulos de amenazas.

La mayor prevalencia de síndrome de estrés postraumático se da en sujetos que estuvieron ingresados en UCI por un fallo respiratorio o un shock séptico. Esto apoya la idea del rol que juegan las hormonas de estrés en la etiopatogenia.

Las UCIs salvan vidas, pero presentan un ambiente que causa sensaciones desagradables: niveles elevados de ruido, luces que causan sobrecarga sensorial, procedimientos invasivos y dolorosos para el paciente. Por otra parte, el manejo del dolor y de la propia enfermedad, así como la necesidad de usar sedantes y otro tipo de medicamentos, propicia la aparición de alucinaciones, cuadros confusionales agudos y otras experiencias psicóticas.

23. TRATAMIENTO DEL ESTRÉS POSTRAUMÁTICO

Victoria Cereo Lucas

El estrés postraumático debería ser identificado en todo paciente que ha estado ingresado en UCI, mediante entrevistas en las que se le pregunte abiertamente sobre sus miedos, problemas para dormir, aparición de *flashbacks* y otras alteraciones conductuales.

La humanización de las UCIs es fundamental en la prevención y por tanto mejor modo de tratar este trastorno. Y humanizar supone adoptar una cultura de manejo de la enfermedad crítica diferente basada en: *UCI de puertas abiertas,* comunicación, bienestar del paciente, presencia y participación de familiares, cuidados al personal, infraestructura menos burocratizada y tecnificada y cuidados al final de la vida.

Las UCIs de puertas abiertas y la participación de familiares, ha sido un romper con lo tradicional, que era *prohibido el paso, sólo se podrá ver al paciente a la hora de la visita, con el siguiente horario...* Actualmente, se flexibilizan las visitas y se ha demostrado que esto no aumenta el riesgo de infecciones como se creía y que además reduce la incidencia de complicaciones cardiovasculares, aumenta la satisfacción de la familia, mejora la comunicación y la seguridad del enfermo. Se debe tratar de invitar a la familia e incluirla en las rutinas de cuidados de su ser querido, como puede ser el aseo, ayudarles a dar de comer o a hacer los ejercicios que ha pautado el profesional de rehabilitación.

Para mejorar el bienestar del paciente se implementarán protocolos para el manejo y detección precoz del dolor, así como la gestión de los miedos y emociones negativas. Se cuidarán aspectos medioambientales para evitar sensaciones desagradables como frío, calor, sed. La sed es una de las sensaciones más desagradables que refiere la persona que sufre una enfermedad junto con el dolor. El darles un poco de hielo, no suele tener contraindicación y lo agradecen mucho, o, si deben tomar suplementos orales, presentárselo como un helado de hielo, lo agradecen, además de ser un modo de rehabilitar la disfagia.

Un punto fundamental en la *humanización de la UCI* es humanizar la infraestructura, cosa que en hospitales viejos puede ser harto difícil. Algunos sugieren estancias para los familiares con muebles cómodos y estéticamente agradables, decorar las paredes para facilitar la orientación en tiempo y espacio, del paciente y evitar los cuadros confusionales agudos. Y considerar al diseñar una UCI, que todos los boxes tengan ventanas para ver la luz natural, hacer boxes individuales, medición de los ruidos, adecuada regulación de luz y temperatura y otras iniciativas de esta índole.

Cuando el síndrome ya ha aparecido, estas personas deben ser sometidas a un tratamiento planificado e individualizado debido a las distintas manifestaciones clínicas e intensa afectación de la esfera psicosocial.

Los *objetivos del tratamiento* son:

- Aliviar los síntomas del estrés postraumático.
- Mejorar el modo cotidiano de desenvolverse ante distintas situaciones y restablecer la normalidad.
- Prevenir las recaídas.
- Evitar la aparición de trastornos mentales secundarios al estrés postraumático.
- Enseñar a sentirse protegidos y seguros en la vida.

La *psicoterapia* es el tratamiento aconsejado, aunque también en ocasiones es necesario recurrir a la medicación. El psicoterapeuta le ayudará a distinguir las experiencias presentes de las pasadas. Intentará enseñarle a disminuir la sobre activación psicofisiológica ante los recuerdos intrusivos, que son indeseable e involuntarios; así como a disminuir su aparición. Lo que se pretende es el restablecimiento de una progresión evolutiva normal, así como de una funcionalidad adecuada.

Las personas que sufren estrés postraumático tienen riesgo para el desarrollo de otros *trastornos mentales* como son:

- Depresión.
- Crisis de pánico.
- Agorafobia.
- Fobia social.

- Trastornos obsesivo-compulsivos.
- Conductas de riesgo, como el consumo de sustancias y otras adicciones.

Otro de los riesgos que presentan son las *recaídas*. Estas aparecen cuando vuelve a enfrentarse a otro suceso traumático o al encontrase ante situaciones que pueden llevar a recordarle el trauma inicial. La suspensión brusca de algunos psicofármacos, como benzodiacepinas, también puede desencadenar una recaída, por lo cual, es necesario prevenir, ayudándole a identificar y anticiparse ante situaciones que pueden desencadenar la recaída. Esto se hace enseñándole a adquirir *habilidades personales* en el campo de:

- Resolución de problemas.
- Regulación emocional.
- Uso adecuado del apoyo familiar y del resto de su entorno.
- Aceptación de la ayuda profesional.

Clasificaremos el *tratamiento* que se puede aplicar al estrés postraumático en:

- Farmacológico.
- Psicoterapéutico.
- Psicoeducativo.

Es frecuente que sea necesario usar una terapia que combine los tres.

La medicación es útil en aquellos casos que han sufrido un trauma intenso y el malestar no les permite un aprendizaje verbal o la aplicación de estrategias psicoterapéuticas o psicoeducativas.

La psicoterapia, como ya hemos referido anteriormente, es la base del tratamiento y no debe de apartarse, aunque se opte también por el uso de fármacos o psicoeducación.

Independiente de todo lo mencionado, el tratamiento debe ser individualizado, según edad, sexo, predisposición a enfermedades médicas o psiquiátricas y tendencia a conductas autolesivas o violentas. También se deben tener en cuenta factores propios del acontecimiento traumático y de las manifestaciones clínicas; así como factores relacionados con la persona como: su red de apoyo social y familiar, situación socioeconómica, traumas previos, sus propias preferencias personales y vulnerabilidades.

24. LOS DIARIOS DE UCI

María Isabel Ostabal Artigas

Los diarios de UCI nacieron en Europa, su uso es una práctica habitual en Suecia, Suiza, Australia, Italia, Dinamarca, Afganistán, Reino Unido, Noruega, Francia, Portugal y EEUU y, se han ido extendiendo a otras culturas como la japonesa. Su uso se fue implementando de forma progresiva y liderada por enfermería, que tuvo que romper muchos tópicos. Son armas terapéuticas que se han mostrado muy útiles para disminuir el estrés postraumático que genera la UCI y la enfermedad crítica.

Su uso es España, sin embargo, es testimonial, aunque con la medicina cada vez más orientada hacia la humanización, se está comenzando a implementar esta simple, sencilla, pero poderoso herramienta en el cuidado del paciente. Todos sabemos que ingresar en una unidad de cuidados intensivos es un suceso muy estresante para la persona que debe hacerlo y para su entorno. Generando síntomas como ansiedad, depresión y trastornos del sueño. Existe una alta prevalencia de trastornos relacionados con el estrés postraumático, como son: falta de memoria, recuerdos delirantes, alucinaciones o pesadillas.

Estos problemas de índole psicológica se deben a la medicación utilizada, la privación del sueño y la gravedad de la enfermedad, y se entienden en el contexto de la respuesta adaptativa a la situación, afectando de forma negativa a la calidad de vida de la persona tanto durante la hospitalización, como al alta domiciliaria. Hay que esmerarse en los cuidados para evitar que esto termine generando un síndrome post-UCI de difícil control y, el uso de los diarios son intervenciones que ayudan a reducir el impacto que todo ello tiene sobre la vida de la persona y del entorno que le rodea.

Los diarios de UCI son escritos por el personal que atiende al paciente y, entre los que se encuentran médicos, enfermeras y, hasta la propia familia. En él se recogen de una manera empática y coloquial los momentos más relevantes de la evolución del enfermo. De esta manera, el paciente al alta recibe el diario y puede llenar sus vacíos mentales, ayudándole a recuperarse psicológica y psiquiátricamente. En distintos estudios han demostrado disminuir la incidencia del síndrome de estrés postraumático de un 13% a un 5%.

La narración debe ser coherente, de ánimo, personal y de apoyo e irá dirigida al paciente. Relatará el proceso asistencial, lo cotidiano de su estancia en UCI y del comportamiento o conductas que ha tenido durante su estancia en la unidad, manteniendo su integridad, dignidad e intimidad. Debe ir orientado a ayudar a cuidar y a curar.

Estos diarios constan de tres *partes:*

- *Primera fase o crisis:* Relata el momento del ingreso del paciente a la UCI y los eventos más relevantes.
- *Segunda fase o fase de inflexión:* Relata cuando el paciente ya comienza a recuperarse, se inicia el proceso de desconexión, extubación, sedestación, etc.
- *Tercera fase o fase de alta o normalización:* Relata el momento en que el paciente va a ser dado de alta de UCI. En él nos despedimos y con lenguaje muy positivo, le animamos a su recuperación, dejándole entrever todos los problemas a los que se puede enfrentar y que puede hacer para superarlos.

Se iniciará con una introducción y luego todas las entradas, comenzarán con un saludo y haciendo referencia al nombre del enfermo. También es necesario describir el estado del paciente y de su familia, el de la persona que narra y las claves o hitos que se quieren destacar, así como una nota de cierre.

Estos diarios se escribirán en hojas DIN-A4 que se irán adosando y a las que al finalizar y entregarlo al paciente se les colocará una portada atractiva. La frecuencia con la que se escribe es variable y depende de los hitos que vayan acaeciendo.

Los diarios se realizan a los pacientes que ingresan en UCI durante más de 48 horas, son sedados y conectados a ventilación mecánica. Se excluyen todos aquellos pacientes que sufren trastornos psiquiátricos o deterioros neurológicos que les limitan la comprensión, como por ejemplo una demencia. Así como en aquellos casos en que existe una barrera idiomática, no quieren participar ni ellos ni su entorno o no tienen familia.

Suponen una inversión de tiempo para su realización que se calcula en 13 minutos para la primera entrada y 6 minutos para las posteriores, dependiendo esto de la experiencia de la enfermera, el trabajo de la unidad y la ratio enfermera-paciente. La extensión de los diarios es de unas 20 páginas aproximadamente y es necesario formar a los profesionales para su adecuada confección.

La familia podrá y se le animará a participar también en el diario. Y si dan permiso, se pueden realizar fotos del enfermo en los momentos más álgidos de la enfermedad y a lo largo de su evolución, para que pueda comprender que le ha pasado, como le ha afectado la enfermedad y porque ha sido necesario en algunos momentos tener que recurrir a medidas como la contención mecánica y otras terapias que, sacadas fuera de contexto, las puede llegar a interpretar como conductas violentas hacia su persona.

Al ser dado de alta de la UCI, se le entregará el diario para que lo pueda leer y llenar sus vacíos. Los diarios de UCI en los que además se logra la colaboración de la familia, se han mostrado no sólo terapéuticos para el enfermo sino también para el resto de los miembros de su familiar, que pueden haber sufrido o sufrirán en los seis meses siguientes un síndrome de estrés postraumático.

Profundizando en los *efectos terapéuticos* del diario de UCI para los pacientes; se sabe que contribuyen:

- A la comprensión del proceso asistencial de la UCI.
- A permitir recobrar la memoria y la amnesia.
- A mejorar el bienestar psicológico disminuyendo la ansiedad y la depresión.
- A mejorar la comunicación del paciente, son herramientas catalizadoras de diálogo, que le ayudan a expresar sus sentimientos y a aceptar la experiencia por la que ha pasado y por lo que le queda por pasar, mejorando su calidad de vida.

En cuanto a la *familia* le ayuda a:

- Canalizar la ansiedad y por tanto reducir las consecuencias del estrés que se va acumulando.
- Expresar sus sentimientos.
- Son fuente de consuelo y les hace sentirse cuidados también.
- Afrontan mejor la situación y les ayuda a comunicar su sufrimiento, compartiéndolo con el equipo que está tratando a su ser querido.
- Sirve para tener acceso, comprender e ir adaptándose a los cambios generados en las informaciones médicas.

- Compartir la experiencia con el resto de la familia, reforzando los lazos familiares.

En cuanto al *personal*, los diarios de UCI también les ayuda a:

- Aumentar su satisfacción personal, percibiendo su uso como beneficioso.
- Hacer un trabajo diferente, que permite establecer un vínculo con el paciente y su familia.
- Les otorga responsabilidad.

Los diarios de UCI son útiles cuando el paciente está preparado para usarlo. Hay personas que no quieren recordar lo sucedido o no es recomendable su utilización por los sentimientos que les desencadena en la lectura. Es por ello, que se aconseja una primera lectura conjunta con profesionales de enfermería para prevenir o disminuir los impactos negativos que pudiera generar.

25. EL SUEÑO EN UCI

María Isabel Ostabal Artigas y Noelia Andrés Castel

El descanso nocturno y el sueño relajante son fundamentales para el mantenimiento de la salud. El gasto energético que consumimos durante el día, se repone durante el sueño y esto permite un adecuado funcionamiento sistémico.

Durante el sueño las necesidades metabólicas bajan y ello va parejo a una disminución de la demanda ventilatoria, una disminución en la presión parcial de CO_2 en la sangre arterial. Los trastornos del sueño tienen importantes repercusiones a nivel tanto metabólico como endocrino, con un incremento del catabolismo y de la glucemia en sangre. A nivel hemodinámico también su mala calidad se asocia a aumento de la tensión arterial y la frecuencia cardiaca. También se sabe que tiene repercusión en la esfera cognitiva.

En las UCIs los factores que contribuyen a la privación del sueño son: la respuesta inflamatoria aguda inherente a la enfermedad, disfunción orgánica, estrés agudo, dolor, cuadros confusionales agudos, ruidos, iluminación, atenciones clínicas a horas intempestivas, procedimientos, analgesia y sedación inadecuadas, fármacos, etc.

El sueño fisiológico presenta dos *fases:* el sueño de movimiento oculares no rápidos o sueño no REM y el sueño de movimientos oculares rápidos o sueño REM. A su vez, el sueño no REM, se divide en tres fases que constituyen el 75-80% del tiempo total de sueño.

La *primera fase (N1)* es el paso de la vigilia al sueño profundo. Se caracteriza por movimientos oculares y actividad muscular reducida.

La *segunda fase (N2)*, se caracteriza por existir una menor conciencia del entorno y despertar fácil. Constituye del 45 al 55% de la fase no REM.

La *tercera fase (N3)* se conoce como *sueño de ondas lentas* y se considera un periodo de restauración, predominando la actividad anabólica. Durante esta fase el metabolismo es mínimo y existe reducción del consumo de oxígeno. Hay secreción de hormona del crecimiento, síntesis proteica, curación de tejidos y recuperación física. Después viene la fase REM.

La fase REM cursa con una mayor actividad fisiológica y tasa metabólica similar a la vigilia, pero con atonía muscular, contribuyendo a un sueño reparador. Un 20-25% del tiempo total de sueño es en fase REM.

Los ciclos a lo largo de la noche duran de 90 a 120 minutos. Una *estructura de sueño considerado normal* en un adulto podría ser la siguiente:

- Fase N1 del 2-5% del tiempo total de sueño.
- Fase N2 del 45-55% del tiempo total de sueño.
- Fase N3 del 3-15% del tiempo total del sueño.
- Fase REM del 20-25% del tiempo total del sueño.

Esta estructura se altera en los pacientes críticos, fragmentándose. Si bien el tiempo total de sueño suele ser normal, sufren hasta 6,2 despertares por hora. Predomina la vigilia y sueño superficial N1 y N2, disminuyendo las fases N3 y REM, lo que da lugar a un sueño ligero con lo que no se consigue la restauración fisiológica. Es por esta mala calidad del sueño, que los pacientes críticos presentan somnolencia durante el día, lo que conlleva que la mitad del tiempo de sueño sea diurno.

Por otra parte, el ambiente de la UCI provoca un efecto psicológico negativo en el paciente, que por otra debe apartar su vida y sus roles familiares y laborales y adoptar un rol pasivo y dependiente del equipo sanitario y de las máquinas. Con lo cual puede ser difícil que mantenga su identidad. Múltiples estudios han puesto en evidencia que una estancia en UCI superior a los 3 días, provoca cambios en el estado emocional y mental de la persona, siendo los cambios mentales –casi siempre– motivados por alteraciones fisiológicas propias del proceso que lo llevó al internamiento.

Los aspectos estresantes en una UCI son múltiples pero subjetivos, pudiendo variar de una persona a otra, no obstante; la mayoría apuntan al dolor, luz, ruido y miedo.

Los efectos de la deprivación del sueño alteran la función inmune e inflamatoria.

Por otra parte, muchos *fármacos* utilizados en UCI alteran negativamente la estructura del sueño. Disminuyendo las fases 3 y REM, esenciales en las funciones de restauración fisiológica. Así:

- Las benzodiacepinas aumentan el tiempo total de sueño, disminuyendo la fase REM y fase N3.
- Fentanilo aumenta el tiempo total de sueño, disminuyendo la fase REM y fase N3.
- Morfina disminuye el tiempo total de sueño y la fase REM y N3.
- Propofol aumenta el tiempo total de sueño disminuyen la fase REM y N3.
- Dexmedetomidina aumenta el tiempo total del sueño, disminuye la fase REM y aumenta la fase N3.
- Haloperidol aumenta el tiempo total del sueño, disminuye la fase REM y aumenta la fase N3.
- Antiinflamatorios no esteroides aumentan el tiempo de sueño total y disminuyen la fase N3.
- Norepinefrina y adrenalina disminuyen el tiempo de sueño total, la fase REM y N3.
- Dopamina disminuye el tiempo de sueño total, la fase REM y N3.
- Los betabloqueantes disminuyen el tiempo de sueño total, la fase REM y N3. Riesgo de pesadillas.
- Clonidina disminuye el sueño REM.
- Inhibidores selectivos de la recaptación de serotonina disminuyen el tiempo total de sueño y el sueño REM.
- Fenitoína aumenta la fragmentación.
- Amiodarona riesgo de pesadillas.
- Corticoides disminuyen el tiempo total del sueño, el sueño REM y la fase N3.

En los pacientes que son egresados de UCI, a los seis meses, un 60-70% siguen sufriendo falta de sueño, lo que se asocia con problemas psicológicos y deterioro de la calidad de vida, déficit cognitivo, ansiedad y trastorno postraumático.

A nivel cardiorrespiratorio, se produce una mayor actividad simpática, con aumento de catecolaminas y sensibilidad barorrefleja disminuida. Esto predispone a la aparición de eventos adversos, sobre todo en pacientes con patología cardiovascular previa.

Los efectos sobre el sistema respiratorio se traducen en disminución de la resistencia muscular respiratoria y debido a la baja quimiosensibilidad del centro respiratorio, afecta al proceso de destete ventilatorio. La ventilación mecánica podría influir sobre las características y la calidad del sueño, este efecto podría deberse al uso de la ventilación, así como al modo ventilatorio utilizado, por la interacción paciente-respirador.

Muchos estudios proponen la interrupción diaria de la sedación en los pacientes ventilados para valorar su estado neurológico y optimizarlo en lo posible.

En cuanto al sistema endocrino, en condiciones normales durante el sueño disminuyen los niveles de catecolaminas y cortisol y, hay una mayor liberación de hormona de crecimiento, prolactina y leptina, lo que provoca la activación del sistema nervioso. En los pacientes críticos hay un aumento de la producción de cortisol, lo que crea alteraciones del ritmo circadiano, que sumado a la supresión de la melatonina contribuye a la vigilia de estos pacientes.

En lo metabólico, el aumento de la actividad simpática y hormonas de estrés suprimen la liberación de insulina por el páncreas, provocando estados de resistencia a la insulina e hiperglucemia, lo cual se convierte en un evento adverso para la buena evolución del paciente crítico. A ello, se suma que la privación del sueño y estados de vigilia persistentes aumentan el catabolismo y el consumo de oxígeno, lo cual es peligroso. En la tabla 1 se recogen los efectos sistémicos de la deprivación del sueño en UCI.

Tabla 1. *Efectos sistémicos de la deprivación del sueño.*

- Rotura del ritmo circadiano.
- Aumento del tono muscular.
- Disminución de las células naturales killers.
- Disminuye la producción de interleucina 2.
- Altera la función metabólica y endocrina.
- Altera el patrón de liberación de cortisol.
- Resistencia a la insulina.
- Hiperglucemia.
- Aumento de la actividad simpática cardiovascular.
- Disminución de la actividad parasimpática cardiovascular.
- Disminuye la sensibilidad de baroreceptores.
- Liberación de catecolaminas aumentada.
- Presión arterial aumentada.
- Ansiedad.
- Hiperalgesia al día siguiente

Sleep in the intensive care unit. Am J Respir Crit Care Med 2015;191: 731-738.

Factores de riesgo para una mala calidad del sueño en UCI

Además de la inflamación sistémica, como ya se puede deducir de lo hasta ahora comentado y, de la polimedicación, existen, también factores ambientales que contribuyen a complicar este escenario. El ruido, la luz y la atención sanitaria son especialmente importantes, sobre todo porque se puede intervenir sobre ellos y corregirlos.

El ambiente de la UCI es ruidoso, ello se debe a las alarmas, monitores, conversaciones, llamadas telefónicas y actividades de enfermería. Esto contribuye a perturbar el descanso de los pacientes. La OMS aconseja no sobrepasar los 35 decibelios durante el día y los 30 durante la noche, habiéndose registrado niveles entre 60 y 100 decibelios, al menos durante 28 veces por hora y, durante la noche 16 veces por hora.

En lo que concierne a la luz, es importante mantener el ritmo circadiano normal, con luz natural al ser posible. En la UCI, los niveles de luz diurna oscilan entre 30-170 lux y, cuando es necesario llegar a cabo terapias intervencionistas pueden alcanzar los 10.000 lux. Esto contribuye a alterar el ritmo circadiano y por tanto la secreción adecuada de melatonina, este hecho todavía se hace más manifiesto durante la noche, momento en que, debido a esta contaminación ambiental, aumenta la secreción de cortisol y disminuye la de melatonina, teniendo una repercusión muy negativa sobre la cantidad y calidad del sueño.

Estrategias educacionales para la higiene del sueño en UCI

- Mantener el entorno tranquilo y disminuir las actividades de cuidado, sobre todo durante la noche.
- Bajar el ruido de las alarmas y teléfono.
- Atenuar las luces de noche.
- Medir el ruido de forma constante y concienciar al personal de la importancia de bajar la voz y mantener la contaminación acústica bajo control.
- Screening de los cuadros confusionales agudos.
- Ofrecer en aquellos casos, que sea posible y el paciente así lo desee infusiones relajantes.
- Mantener en la medida de lo posible, sus costumbres antes de irse a la cama.

26. TERRORES NOCTURNOS

María Isabel Ostabal Artigas

Muchos pacientes que salen de UCI tras periodos prolongados en la UCI y sometidos a terapias agresivas, como ventilación mecánica, sedación, relajación, hemodiafiltración, terapia ECMO, etc.; al ser egresados de la UCI, presentan terrores nocturnos.

Los terrores nocturnos son episodios de miedo intenso, agitación del cuerpo mientras todavía se duerme y miedo intenso. Se consideran una parasomnia, es decir una experiencia no deseada durante el sueño.

Puede durar desde varios segundos hasta unos pocos minutos, pero en ocasiones se prolongan durante más tiempo.

Su incidencia en personas que han estado ingresadas en UCI y sometidas a sedaciones prolongadas es elevada, rondando un 40% de los casos, sobre todo en los primeros seis meses post-UCI. Pueden requerir tratamiento si son limitantes o causan problemas para dormir lo suficiente o suponen un riesgo de seguridad.

Los terrores nocturnos no son lo mismo que las pesadillas. Las personas que tienen una pesadilla al despertarse pueden llegar a recordar detalles; sin embargo, cuando se sufre un episodio de terror nocturno la persona sigue durmiendo. Por la mañana, la persona no suele recordar nada de lo que le ha pasado.

Los terrores nocturnos aparecen, sobre todo, entre el primer tercio y la primera mitad de la noche, siendo infrecuente durante la siesta. A veces, se asocian a sonambulismo.

Durante un episodio de terror nocturno, es frecuente:

- Comenzar con un grito aterrador.
- Sentarse en la cama y sentirse asustado.

- Hiperventilar, tener palpitaciones, pupilas dilatadas y otros síntomas neurovegetativos.
- Patalear, bracear o pegar.
- Es difícil despertar a la persona y, si se logra, se muestra confusa.
- Es difícil encontrar consuelo.
- A la mañana siguiente no se recuerda o se tienen muy pocos recuerdos del suceso.
- La persona puede salir de la cama y empezar a moverse o tener una conducta agresiva si se le contiene.

Estas parasomnias se vuelven limitantes si:

- Aparecen con frecuencia.
- Interrumpen de forma habitual el sueño de quien la sufre o de su entorno.
- Provoca lesiones u otros problemas de seguridad.
- Provoca síntomas diurnos de somnolencia excesiva y cansancio.

Los terrores nocturnos son un trastorno de la vigilia, se producen en la fase N3 del sueño o fase más profunda del sueño no REM.

Los *factores que pueden contribuir a su aparición* en los pacientes que han estado ingresados en UCI son:

- Estrés postraumático.
- Privación del sueño durante largos periodos de tiempo y cansancio extremo.
- Cuadros febriles o sepsis graves.
- Antecedentes de apnea obstructiva del sueño.
- Antecedentes de síndrome de piernas inquietas.
- Algunos medicamentos:
  - Prozac®, Seroprac®, Noctamid®, Stilnox® y Sinemet®
  - Ciprofloxacino.
  - Naproxeno®
  - Estatinas
  - Atenolol o propanolol.
  - Amiodarona.
  - Antirretroviral Sustiva®
  - Otros.
- Trastornos del estado de ánimo, como la depresión y la ansiedad.
- Antecedentes de alcoholismo.

Los terrores nocturnos son más frecuentes en mujeres y en personas que tienen antecedentes familiares de sonambulismo.

Dentro de las *complicaciones asociadas* a esta parasomnia se encuentran:

- Somnolencia diurna excesiva que impide llevar una vida cotidiana normal.
- Alteraciones del sueño.
- Esconder el trastorno y sentirse traumatizado por tenerlo.
- Lesiones así mismo o a las personas que se encuentran cerca cuando sufre el evento.

Para el *diagnóstico* de este trastorno, se buscarán probables factores de riesgo que puedan ser corregidos y se realizará una polisomnografía.

El *tratamiento* consiste en:

- Tratar las posibles patologías predisponentes y retirar fármacos que puedan estar acentuando el problema.
- Tratar el estrés o la ansiedad que pueden contribuir al desarrollo de los terrores nocturnos. La terapia cognitiva conductual, la hipnosis, la biorretroalimentación o la terapia de relajación pueden ser útiles.
- Despertar anticipado, que consiste en despertar a la persona 15 minutos antes del momento en que suelen aparecer los terrores.
- Medicamentos como benzodiacepinas o ciertos antidepresivos, pueden ser útiles.
- *Medidas higiénicas del sueño:*
  - Establecer un horario regular para dormir.
  - A veces es útil hacer una siesta breve.
  - En lo posible evitar ruidos a la hora del descanso u otros estímulos que podrían alterar el sueño.
  - Fijar una rutina regular y relajante antes de irse a dormir: leer libros, tomar un baño, ejercicios de meditación.
  - La habitación debe ser cómoda.
  - Tomar medidas de seguridad en el entorno para evitar lesiones.
  - Aprender a controlar el estrés y compartirlo con la persona en la que confíe.
  - El entorno deberá reconfortar a la persona que sufre el trastorno. Durante lo sufre es conveniente abrazarle y hablarle con calma evitando agitarlo o despertarlo con violencia, ya que puede ser contraproducente.
  - Buscar el patrón del trastorno, para despertar a la persona 15 minutos antes en que se prevea que puede suceder y, dejarla después de unos minutos que se vuelva a dormir.

27. DUELO COMPLICADO

Rosa Olae Rubio

El duelo es un proceso normal, que se pasa tras la muerte de un ser querido, el problema es cuando se manifiesta de manera anómala y puede crear trastornos psíquicos, psiquiátricos e incluso físicos a la persona. En la evolución normal del mismo y, a grandes rasgos, se pueden distinguir cuatro *fases*. Teniendo en cuenta que es un proceso muy personal y cada individuo lo manifiesta de forma diferente. No obstante, inicialmente hay una *fase de shock*, en el cual y, aunque la muerte sea previsible, el familiar presenta incredulidad, insensibilidad y/o alivio. Es el momento en que la tarea más importante es aceptar la realidad de la pérdida. Cuando la muerte es inesperada la reacción de shock es más intensa y dura más tiempo.

La segunda fase es la del *dolor intenso*. Durante la misma pueden aparecer síntomas físicos, que con frecuencia son motivados por la ansiedad y, que en ocasiones los describen igual que los que padecía el finido. Se pierde peso, hay dificultades para la concentración y la retención de la memoria reciente. También es común que disminuyan los apetitos. El fallecido está presente en la memoria de forma continua y, la mitad de las viudas describen alucinaciones hipnagógicas, al conciliar el sueño o en momentos de relax.

A medida que pasa el tiempo el dolor va disminuyendo. Pero la persona doliente pasa a la siguiente fase, que es la de la *desesperación*. En esta ve como para ella todo va perdiendo sentido y siente que la pérdida de la persona querida le quita sentido a todo. Pueden aparecer reacciones de pánico. La manera de seguir avanzando y lograr superar la situación es encontrar nuevas razonas para vivir, ya sea refugiándose en el trabajo, aficiones, relaciones personales, etc.

La cuarta fase es la del *ajuste*, en ella el doliente se va adaptando a la situación, desarrolla nuevos intereses o relaciones personales y, va recolocando a la persona perdida, para que, sin olvidarla, no ocupe el centro de su vida emocional. Este es el último modo de seguir madurando y superar la situación.

Todo el proceso del duelo puede durar hasta doce meses, pero cuando ya se supera este tiempo se empieza hablar de duelo complicado o patológico.

Los *factores de riesgo* que hacen a la persona más vulnerable para sufrir un duelo complicado son:

- *Naturaleza de la muerte:*
  - Muerte a edad no esperada (jóvenes o niños).
  - Muerte súbita.
  - Muerte inesperada.
  - Muerte traumática.
  - Muerte estigmatizada; por ejemplo, suicidio, enfermedad asociada a hábitos de riesgo.
  - Evolución traumática de la enfermedad.
- *Factores inherentes al doliente:*
  - Duelos previos no resueltos.
  - Pérdidas acumuladas.
  - Trastornos de personalidad.
  - Edades extremas de la vida (muy joven o muy anciano).
- *Relación mantenida con el finado:*
  - Ambivalencia: Malos tratos, infidelidades, alcoholismo, drogas.
  - Intensa dependencia social o económica.
- *Factores familiares y sociales:*
  - Aislamiento social.
  - Falta de recursos económicos.
  - Relaciones conflictivas.
  - Ausencia de apoyo social o familiar.

El *duelo patológico o complicado* se define como aquel cuya intensificación llega al nivel en que *la persona se ve desbordada, muestra conductas desadaptativas y permanece en ese estado sin avanzar en el proceso de duelo hacia la resolución.*

El duelo patológico o complicado se divide en cuatro *tipos:*

1. *Duelo crónico:* Es aquel que se excede en la duración, nunca llega a concluir de forma satisfactoria y, la persona que lo sufre es muy consciente que no consigue superarlo.

2. *Duelo retrasado:* También se conoce como *duelo pospuesto, inhibido o suprimido.* Quien lo sufre tiene una reacción emocional anormal en el momento de la pérdida (no muestra dolor), que se puede deber a la necesidad de ser fuerte por considerar que tiene que proteger a otra persona, a la falta de apoyo social o a sentirse sobrepasado por la cantidad de pérdidas. Pasado ya tiempo, la persona experimenta los síntomas de duelo que no tuvo en el momento de la pérdida. A veces, el detonante es la pérdida de otra persona, que tal vez no sea tan cercana.
3. *Duelo exagerado:* Quien lo sufre experimenta la intensificación de un duelo normal, se ve sobrepasado y recurre a una conducta desadaptativa. Incluye trastornos psiquiátricos mayores que surgen después de la pérdida, por ejemplo, una depresión o ansiedad en forma de pánico o conductas fóbicas, abuso de drogas u otras sustancias y estrés postraumático.
4. *Duelo enmascarado:* Quien lo experimenta presenta síntomas y conductas que le causan dificultades, pero no se dan cuenta ni reconocen que están relacionadas con la pérdida. Dentro de estos síntomas pueden aparecer enfermedades psicosomáticas o, conductas desadaptativas, tipo depresión, ansiedad, hiperactividad, etcétera.

El *diagnóstico de duelo complicado* a veces pasa desapercibido, por lo cual hay que ir a buscarlo, en él hay que valorar cuatro criterios:

1. *Criterio A:* Estrés por la separación afectiva que implica la muerte: La persona que está en el proceso de un duelo complicado, presentará cada día o de forma acusada 3 de los cuatro siguientes *síntomas:*
   a. Sentimiento de soledad como consecuencia del fallecimiento.
   b. Conductas de búsqueda de la persona que no está, aunque se sepa que está muerta.
   c. Recuerdo de la ausencia con enorme y profunda tristeza.
2. *Criterio B:* Estrés por el trauma psíquico que supone la muerte: Presentará cada día o de forma acusada y como consecuencia de la muerte, 4 de los 8 *síntomas* siguientes:
   a. Alteración de la forma de ver el mundo.
   b. Tener la sensación de que nada tendrá sentido en el futuro.
   c. Sensación subjetiva de indiferencia y/o ausencia de respuesta emocional.
   d. Dificultad para aceptar la realidad de la muerte.
   e. Sentir que la vida está vacía.

f. Sentir que se ha muerto una parte de uno mismo.
g. Presentar síntomas o conductas propias del paciente, muchas veces perjudiciales.
h. Excesiva irritabilidad, amargura o enfado en relación con el fallecimiento.

3. *Criterio C:* Cronología: La duración de los síntomas mencionados deben ser de al menos seis o doce meses.
4. *Criterio D:* Deterioro, el trastorno provoca un deterioro importante en todas las esferas de la vida (social, laboral, etc.).

En caso que durante el ingreso en UCI se detecte que la familia presenta factores de riesgo y que pueden terminar presentando un duelo complicado, se aplicarán una serie de *medidas de prevención:*

- Intentar esmerarse en el control de todos los síntomas de la enfermedad. Pero sobre todo el dolor y la disnea, para evitar que a los dolientes les queden recuerdos angustiosos que compliquen el duelo.
- Evitar que los familiares tengan conflictos con el equipo que lo atiende y si surgen desactivarlos.
- Favorecer la comunicación verbal entre los miembros de la familia para que no queden asuntos inconclusos o pendientes, que se conviertan en generadores de duelo.
- Informar a la familia de forma adecuada y sin edulcorar las situaciones adversas, para que vayan aceptando la situación, aclarando incertidumbres y falsos tópicos. Hablar de la posible muerte del enfermo, si esta es muy probable, comenzando a darles pautas de comportamiento para los individuos más vulnerables de la familia. Facilitar los trámites burocráticos.
- Prevenir los sentimientos de culpa. Motivar hacia la implicación de todos los miembros en el cuidado del paciente, adaptando las tareas a sus capacidades físicas y psicológicas.
- Aconsejarles utilizar válvulas de escape emocional como soporte social, cultural o religioso.
- Normalizar pensamientos que pueden generar sentimientos de culpa. Por ejemplo, desear la muerte del paciente para que deje de sufrir.
- Dejar a la familia que acompañe al moribundo en sus últimos momentos o que puedan ver el cadáver y despedirse de él.

El tratamiento se basa en la psicoterapia llamada *terapia para el duelo complicado.* Este tratamiento es muy efectivo, cuando se realiza en forma individualizada o en grupos.

Durante esta terapia, *el paciente recibe:*

- Información de que es el duelo complicado y como tratarlo.
- Aprende sobre cómo reaccionar ante el duelo, los síntomas que son propios de un duelo complicado, cómo adaptarse a la pérdida sufrida y como volver a establecer nuevas metas en la vida.
- Le enseñan a mantener diálogos imaginarios con el ser querido y volver a contar las circunstancias de la muerte para ayudarle a que las imágenes y los pensamientos del ser querido le resulten menos agobiantes.
- Aprende a explorar y gestionar los pensamientos y las emociones.
- Aprende a mejorar estrategias para hacer frente a desafíos o situaciones.
- Aprende a controlar los sentimientos de reproche y/o culpabilidad.

El paciente debe ser consciente de lo que le está pasando y mostrar adherencia a las estrategias de afrontamiento y apoyo.

Algunas de las preguntas que pueden hacerse para *detectar si existe un duelo patológico* son:

- ¿Piensas con frecuencia en esa persona querida que falleció?
- ¿Crees que podrías haber evitado su muerte?
- ¿Has deseado o deseas haber muerto con tu ser querido?
- ¿Te desenvuelves bien en tu vida cotidiana, en el trabajo, en el cuidado de la casa y con las relaciones sociales?
- ¿Has tenido más situaciones de estrés importante, cambios o pérdidas desde que tu ser querido falleció?
- ¿Tienes problemas para dormir y comer desde el fallecimiento de esa persona?
- ¿Tienes familia o un entorno social en el que apoyarte?
- ¿Te han diagnosticado alguna enfermedad últimamente?
- ¿Has necesitado alguna vez tratamiento por algún trastorno mental?
- ¿Has intentado hacerte daño?
- ¿Últimamente consumes alcohol o alguna droga recreativa que antes no consumías?

28. COVID Y SÍNDROME POST-UCI

María Libertad García Escarda y Miriam Royo Álvarez

La pandemia por SARS-CoV-2 ha afectado a millones de personas en el mundo. Y ha supuesto un aumento importante en los gastos sanitarios tanto directos como indirectos; sin olvidar, la tremenda merma que ha provocado en la calidad de vida y la salud presente y futura de muchas personas que han necesitado cuidados intensivos.

Además, ha generado un retroceso importante en el desarrollo del proyecto de humanización en las UCIs, factor muy determinante para evitar secuelas sobre todo en la esfera emocional y cognitiva al alta.

La falta de recursos, sobrecarga de trabajo y medidas sanitarias restrictivas impuestas durante este periodo para impedir el contagio e intentar controlar la expansión del virus, han ocasionado un empeoramiento en el área social y humano.

Las familias inicialmente no podían visitar a sus seres queridos, que por otra parte ingresaban en la UCI ya con altas probabilidades de no sobrevivir y, tanto el paciente como sus seres allegados lo sabían, lo que recrudece mucho más la situación.

Todo ello ha provocado un aumento de pacientes y familias que desarrollan el síndrome post-UCI. Afortunadamente, la actitud loable de los sanitarios y, sobre todo de la enfermería, intentó y consiguió amortiguar este desgarrador y cruel desapego. Este colectivo emprendió medidas que intentaban tener a la familia más informada y más cerca de sus seres queridos.

En Aragón, un grupo de enfermeras, creó el proyecto *Abrazando corazones,* en él desarrollaron una serie de líneas para mantener contacto con la familia.

De forma independiente al parte médico evolutivo, que emitía el facultativo telefónicamente, el colectivo de enfermería también contactaba telefónicamente con el familiar o cuidador principal y le informaban de los cuidados que su ser querido estaba recibiendo. Por otra parte, incentivaron el uso de las videollamadas para que mientras el paciente estuviera consciente, pudiera ver y oír a su familia. Y animaron a los familiares a escribirles cartas a los enfermos, que le eran leídas cuando estaba en proceso de desconexión del respirador o antes o después de ser intubados o extubados.

Nadie pone en duda, que estas medidas totalmente altruistas contribuyeron a atenuar el efecto emocional negativo que tan duros momentos, es indudable, que afectaron sobre todo a todas aquellas personas que directa o indirectamente estuvieron implicadas.

La infección por SARS-CoV-2, como suele ocurrir con todas las viremias graves, desencadena una situación especialmente seria, en cuanto al severo hipercatabolismo y la importante reacción inflamatoria aguda que genera. Esto provoca una importante tormenta de citocinas, que provoca desnutrición relacionada a la enfermedad y sarcopenia, con sus consecuentes consecuencias como la debilidad extrema.

Alguno de los síntomas y signos que presentan estos enfermos como son la pérdida del olor y el sabor, anorexia y diarreas, contribuyen a que cuando llegan a la UCI, ya arrastren un riesgo o una desnutrición ya establecida. Sin olvidar, que una vez intubados, la posición de decúbito prono, tampoco facilitaba la nutrición por vía enteral de forma efectiva, debiéndose recurrir a la nutrición parenteral –ya sea complementaria o total–, que por otro lado constituye un reto en el control estricto del balance hídrico que necesitan la mayoría de estos enfermos.

Pero el principal motivo de ingreso en la UCI, era y es la necesidad inmediata de intubación y conexión a un respirador por insuficiencia respiratoria aguda grave y refractaria al oxígeno (SDRA). El soporte ventilatorio y lo que esto conlleva (decúbito prono, sedación y analgesia profunda, relajación neuromuscular, ECMO, etc.) es uno de los principales factores de riesgo asociados al síndrome post-UCI.

La larga estancia en UCI, con estadios muy largos de ventilación mecánica junto al empleo de tratamientos como corticoides, entre otros, contribuye al desarrollo de debilidad muscular. Sin olvidar la necesidad de traqueostomías y el riesgo subsiguiente de disfagia.

Así mismo el uso de muchas medicaciones con propiedades anticolinérgicas, así como sedantes tipo midazolam o propofol que rompen la estructura normal del sueño, con pérdida de la fase 3 del sueño no REM y de la fase REM; es indudable que ha contribuido y contribuye al desarrollo de cuadros de agitación psicomotriz y síndromes confusionales agudos (tanto hiperactivos, como hipoactivos o mixtos). Estos en pacientes que ya acarrean importantes comorbilidades (prototipo de paciente que desarrolla el COVID grave), termina en muchas veces con institucionalizaciones por deterioros neurológicos permanentes. No hay que olvidar que solamente un 5% de todos los pacientes que sufren cuadros confusionales agudos, recuperan totalmente sus facultades neuro-psico-motrices previas.

Tampoco la inmovilidad permanente y la menor intervención desde el primer momento de rehabilitadores, fisioterapeutas y logopedas, son un factor que favorezca el no desarrollo de secuelas dentro de la esfera física.

Otros factores implicados en la mayor incidencia de síndrome post-UCI, durante el periodo de la pandemia han sido las restricciones en cuanto a las visitas por parte de familiares. Esto de una manera u otra ha contribuido tanto al desarrollo de ansiedad, como depresión o síndrome de estrés postraumático, tanto en la familia, como para los pacientes supervivientes.

Los duelos, sobre todo en las primeras fases –cuando el virus todavía era desconocido y se temía a su transmisión– no fueron naturales, necesitando una gran fortaleza mental y unos fuertes lazos familiares para no desarrollar durante el proceso de la pérdida, un duelo complicado.

No es que los pacientes con COVID-19, desarrollen un síndrome post-UCI diferente a aquellos que no han tenido COVID y, que hayan desarrollado por otras patologías la misma gravedad que los primeros. Lo que pasa es que la pandemia creó muchos enfermos especialmente susceptibles de padecerlo.

Por tanto, no hay diferencias en el modo de actuar para prevenir y en el peor de los casos tratar las secuelas que surjan, como parte del síndrome post-UCI. Y menos ahora, que ya estamos aprendiendo a convivir con el virus y el aislamiento, de estos enfermos es más laxo que en un principio. Si que hay que tener en cuenta que cada paciente es único, con sus necesidades especiales y, por tanto, debe ser tratado de forma individualizada.

Grosso modo podemos decir, que cuanto más tiempo permanece una persona ingresada en la UCI, mayor es el riesgo que tiene de padecer secuelas que afecten a su esfera física, cognitiva y emocional.

En un estudio español, se ha señalado que hasta el 75% de los pacientes con COVID-19 que han precisado ventilación mecánica invasiva han desarrollado el síndrome post-UCI. La anticipación y la cercanía, junto con el papel activo de la familia, siguen siendo claves para minimizar los efectos del síndrome post-UCI.

Por todo ello es necesario continuar con la prevención y el manejo adecuado del paciente, para evitar en la medida de lo posible este síndrome y ofrecer unos cuidados de calidad que mejoren, no solo la supervivencia, sino también minimizar secuelas a largo plazo en supervivientes y familias.

Es importante una evaluación continua de las capacidades físicas, psíquicas y cognitivas de los pacientes y sus familias para utilizar medidas de prevención adaptadas a la situación y los recursos disponibles y, esto no sólo debe hacerse durante su ingreso en UCI, sino al alta a planta y también tras su alta a domicilio.

Incrementar el conocimiento y la investigación entre los profesionales sanitarios del síndrome Post-UCI es uno de los objetivos a corto plazo en los servicios de medicina intensiva.

A la pandemia vírica del COVID, se ha unido la pandemia encubierta de la obesidad severa y mórbida (que hacía a los pacientes más susceptibles de ingresar en UCI, por asociarse la obesidad a mayor carga de citocinas y por tanto de inflamación) y, la pandemia de la desnutrición relacionada con la enfermedad que arrastran los pacientes con comorbilidades severas como el cáncer, enfermedades o factores inmunosupresores, patología respiratoria, etc.

Ambos grupos de paciente pacientes (obesos y los que conllevan comorbilidades graves) se convierten en principales candidatos de terminar ingresados en una UCI por desarrollar un COVID severo. Y ello, se asocia debido al hipercatabolismo, a la respuesta inflamatoria aguda, a la pérdida de masa magra, a la resistencia a la insulina, a la disfunción mitocondrial por hiperglucemia de estrés (entre otros factores), a la aparición de secuelas como la sarcopenia asociada a obesidad, marasmo o kwashiorkor.

Otros factores que contribuyen a la pérdida de fuerza son la resistencia a la insulina, disfunción mitocondrial, y desregulación del manejo del calcio. Las pérdidas adicionales de nutrientes y electrolitos también contribuyen en este proceso. Una escasa reserva energética previa con poca masa muscular es predictora de peores resultados

Contar con nutricionistas o profesionales de cuidados intensivos implicados en esta faceta terapéutica, ayuda a atenuar el impacto de la enfermedad y conseguir luego una más pronta recuperación de la masa magra y/o fuerza muscular.

Como en todo tipo de enfermo, siempre que se pueda se utilizará para nutrir a los enfermos la vía oral, si es necesario adaptando la textura y composición, enriqueciendo las tomas con módulos de proteínas o suplementos orales. No hay que olvidar que los enfermos con COVID tienen anorexia, alteraciones del olor y gusto, disfagia y otros determinantes, que muchas veces anulan el uso de la vía oral.

Si no es posible utilizar la vía oral, como ocurre en muchos pacientes con COVID, porque tienen comprometida su función respiratoria y *si comen no respiran,* se colocará una sonda nasogástrica y, siempre que se pueda se nutrirá en estómago y si no es posible aún con el uso de procinéticos y se dispone de sondas naso yeyunales, se puede intentar nutrir en yeyuno.

La nutrición enteral modula la respuesta inmunitaria, reduce el estrés oxidativo, protege el microbioma intestinal, evita la parálisis del intestino y la parálisis y distensión de la vesícula biliar, así como previene la translocación bacteriana.

En caso de que exista un fallo intestinal que no haga posible de forma parcial o de forma total el uso de la vía enteral, se utilizará la vía parenteral. Actualmente en el mercado existen bolsas tricamerales hiperproteicas en bajo volumen de líquido y con menor carga de glucosa y lípidos, para adaptarse a las recomendaciones de las guías nutricionales actuales.

Las secuelas tras una enfermedad crítica son diversas y son un creciente foco de estudio. Las nuevas estrategias para reducir el desarrollo del síndrome post-UCI deben incluir un adecuado soporte nutricional ya que mejora la rehabilitación de estos pacientes de una manera efectiva y eficiente.

Uno de los riesgos que más presentan los COVID graves que requieren soporte nutricional es el desarrollo del síndrome de realimentación. Por lo cual, aunque se debe hacer en todos los enfermos, en este grupo especialmente se debe asegurar una adecuada hidratación y un control electrolítico antes de iniciar el soporte nutricional. Haciendo especialmente mención a los niveles de Na, K, Ca, Mg y sobre todo fósforo, que deben ser controlados de forma rutinaria antes de iniciar el soporte nutricional y especialmente en los 5 primeros días. También debería ser mandatorio la administración de tiamina durante los primeros 5 días.

Pero la nutrición es insuficiente sin el apoyo de la movilización y el ejercicio, del mismo modo que el ejercicio y la movilización aportan muy poco si el paciente no recibe una adecuada nutrición. Es por ello que se necesita trabajar con grupos multidisciplinares que engloben enfermeras, intensivistas, rehabilitadores, fisioterapeutas, logopedas, psicólogos y psiquiatras, entre otros.

Otra herramienta más actual es la *tabla ABCDEF*, donde se repasan aspectos que pueden favorecer o desencadenar el síndrome post-UCI.

A: Evaluación, prevención y control del dolor.

B: Despertar, respiración espontánea.

C: Elección de sedación y analgesia.
D: Evaluación del delirio, prevención y control.
E: Movilidad temprana y ejercicio.
F: Comunicación, familia y entorno.

Su utilización ha permitido disminuir el impacto de este síndrome tanto en los pacientes como en los familiares. Además, ha permitido centrar esfuerzos en mejorar la humanización dentro de las UCIs.

29. CONSULTA POST-UCI

María Mata Martínez y María Libertad García Escarda

El *síndrome post-cuidados intensivos* (PICS, por sus siglas en inglés) es una entidad descrita en 2012 por la *Sociedad Americana de Cuidados Críticos* (SCCM), definida como *problemas nuevos o que provocan empeoramiento de problemas previos en el estado de salud física, cognitiva o mental, que ocurren después de una enfermedad crítica y persisten tras el alta hospitalaria.*

El PICS constituye un *amplio espectro de problemas de salud*, los cuales pueden clasificarse en: síntomas físicos (dolor persistente, debilidad adquirida en UCI, malnutrición), neuropsicológicos (déficits de atención, alteración de la memoria) y emocionales (ansiedad, depresión, trastorno por estrés postraumático). Su creciente importancia deriva de las consecuencias a medio y largo plazo en términos impacto en la calidad de vida.

EPIDEMIOLOGÍA

Aunque la literatura hasta la fecha es escasa (basada principalmente en estudios descriptivos y observacionales) y los datos limitados, el PICS afecta a un porcentaje importante de los pacientes ingresados en las unidades de cuidados intensivos. Se asume que la mitad o más de los supervivientes de UCI sufrirán algún componente de PICS después del alta.

El envejecimiento poblacional (y, con ello, la mayor prevalencia de comorbilidad), sumado a una reducción de la mortalidad en las UCIs, ha hecho que las secuelas y problemas de salud derivados de la enfermedad crítica cobren cada vez más importancia.

Tradicionalmente, la evaluación del estado de salud en pacientes con historia de ingreso en UCI ha sido medida en términos de calidad de vida (QOL por sus siglas en inglés, *Quality of Life*). Se han empleado diversos cuestionarios validados para la obtención de puntuaciones en la calidad de vida: *EuroQOL (EQ-5D), Research and Development Form 36 (RAND-36), o 36-item Medical Outcomes Study Short-Form questionnaire (SF-36),* siendo este último uno de los más empleados.

Los estudios observacionales ponen de manifiesto una reducción general de la calidad de vida tras el ingreso en UCI, con diferencias según el diagnóstico al ingreso. El síndrome de distrés respiratorio agudo, traumatismo grave, sepsis, y la ventilación mecánica prolongada suponen un deterioro significativo en la calidad de vida. Entidades como la parada cardiorrespiratoria o la pancreatitis grave han demostrado una calidad de vida comparable a la de una población de la misma edad y sexo. En general, los pacientes post-UCI presentan al año una calidad de vida más baja, especialmente en los dominios físicos, que la población sana de la misma edad y género.

MANIFESTACIONES CLÍNICAS

La aparición de los *síntomas asociados al PICS* comienza durante el ingreso del paciente en la unidad de cuidados intensivos, y puede persistir meses después del alta.

1. *Debilidad neuromuscular:* Se ha propuesto el término *debilidad adquirida en la UCI o DAUCI* para definir un cuadro de debilidad muscular generalizada, simétrica, que aparece tras el ingreso en una UCI, no atribuible a otra causa. Dentro de las manifestaciones, se puede diferenciar la *polineuropatía del paciente crítico, la miopatía del paciente crítico,* y el *uso prolongado de bloqueo neuromuscular.* Estas manifestaciones se desarrollan en aproximadamente el 25% de los pacientes que requieren ventilación mecánica prolongada, y su diagnóstico se basa en la exploración clínica y los estudios de electrofisiología.
2. *Función pulmonar:* La debilidad de los músculos respiratorios, y particularmente la disfunción diafragmática, está presente en aproximadamente la mitad de los pacientes al ingreso en UCI y se asocia con una mayor mortalidad.
3. *Malnutrición:* Los pacientes ingresados en UCI reciben entre el 60-80% de las necesidades nutricionales calculadas, con el consiguiente estado de desnutrición. Esta disminución del aporte viene condicionada por

situaciones como la inestabilidad hemodinámica (frecuente en estos pacientes), la situación de íleo paralítico, o la necesidad de técnicas y pruebas complementarias que obligan a su interrupción. Los trastornos de la deglución pueden estar presentes al alta hospitalaria, y dificultar la alimentación tras el ingreso.

4. *Trastornos cognitivos:* El delirio y su duración están asociados con disfunción neurocognitiva y pueden estar asociados con mortalidad durante el primer año después de una enfermedad crítica.
5. *Trastornos psicológicos:* Trastorno por estrés agudo y postraumático, ansiedad, depresión, o disfunción sexual son patologías frecuentes al alta de UCI. La presencia de factores de riesgo, tanto previos como durante el ingreso, ha sido evaluada en numerosas ocasiones; sin embargo, no está bien definida la relación de los mismos con la aparición de estas entidades.

PICS-F

El ingreso en UCI y las consecuencias derivadas del mismo no quedan limitadas al paciente, sino que también su entorno socio-familiar puede verse afectado; se trata del denominado PICS-F (*Post Intensive Care Syndrome-Family*), el cual engloba una serie de condiciones que afectan, principalmente, a la esfera psico-emocional. El trastorno por estrés agudo, síndromes ansioso-depresivos, trastorno por estrés postraumático o el duelo complicado son las patologías con mayor prevalencia dentro del PICS-F, mostrando gran variabilidad debido a factores como el grado de parentesco o la patología desencadenante del ingreso en UCI. Así, un tercio de los padres con niños en UCI tienen síntomas de trastorno de estrés agudo clínicamente relevantes; la prevalencia puede ser mayor en familiares de pacientes adultos (mediana, 35%), que en padres de niños que han estado gravemente enfermos (mediana, 18%). La ansiedad generalizada o inespecífica clínicamente relevante es común en familiares de pacientes que han estado gravemente enfermos (mediana, 40%; rango, 21%–56%. Los síntomas depresivos clínicamente relevantes son frecuentes (mediana, 23%; rango, 8%–42%).

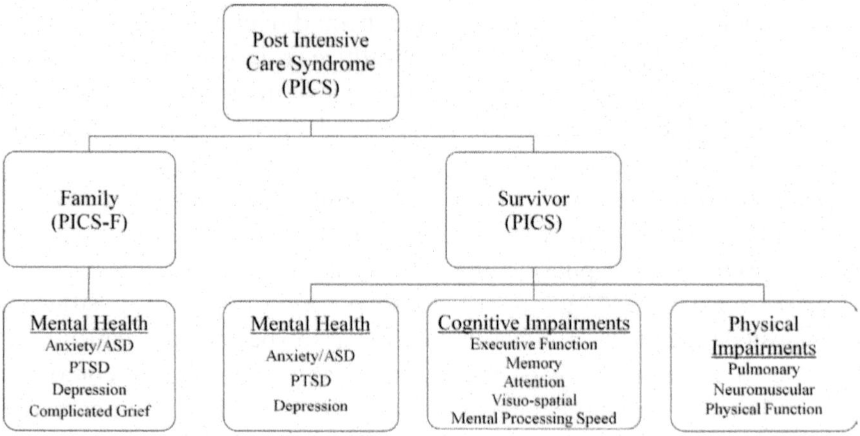

Figura 1. *Needham et al. Crit Care Med. 2012;40(2):502–9.*

Se han identificado como *factores de riesgo de desarrollo de PICS-F:* sexo femenino, paciente y familiar jóvenes, un nivel educativo más bajo, ser cónyuge del enfermo y ser padre soltero de un niño ingresado en UCI. El antecedente de ansiedad o depresión previas, así como historia familiar de ansiedad, depresión o enfermedad mental grave también suponen mayor riesgo de PICS-F. Niveles de estrés más altos durante el ingreso en UCI aumentan el riesgo (por ejemplo, familiares cuyos seres queridos fallecen o tienen alta probabilidad de muerte en UCI). El personal de UCI, incluido el comportamiento y el nivel de comunicación, también pareció afectar el riesgo de condiciones de PICS-F. La participación de la familia en la toma de decisiones tiene un papel importante en el PICS-F; la adopción de un rol pasivo en esta situación se relación con mayor prevalencia de ansiedad y depresión.

CONSULTA POST-UCI

En los últimos años, el abordaje de los resultados a largo plazo en pacientes críticos, incluida la supervivencia, calidad de vida, morbilidad, situación laboral y los costes asociados a los cuidados ha adquirido mayor importancia a nivel de investigación. La existencia de patologías asociadas a los cuidados intensivos es una realidad, aunque muchos aspectos sobre su manejo y prevención son todavía una incógnita.

La consulta post-UCI nace como recurso para la identificación precoz de problemas clínicos asociados al PICS, el tratamiento apropiado y la detección de aquellas afecciones que precisan atención especializada. Dentro del concepto de *consulta post-UCI,* actualmente no existe uniformidad en su desarrollo, por lo que evaluar la efectividad resulta complicado. Son necesarios más estudios para determinar el método organizativo más efectivo sobre la calidad de vida de los pacientes post-UCI. *THRIVE* es la iniciativa de la Sociedad Americana de Cuidados Críticos para la búsqueda de recursos y la educación de los supervivientes de UCI y sus familias, en relación con el PICS.

SELECCIÓN DE PACIENTES

No existe un método que permita la identificación sistemática de los pacientes con PICS o en riesgo de sufrirlos. La individualización de los pacientes y el juicio clínico siguen siendo la base. Aunque se han identificado factores determinantes de discapacidad funcional a largo plazo y reducción de la calidad de vida (como edad, gravedad de la patología o duración de la ventilación mecánica), no existen puntos de corte definidos para identificar a los pacientes candidatos a una consulta post-UCI. Sigue siendo necesaria la comparativa de diversas estrategias para encontrar la más efectiva.

DURACIÓN DEL SEGUIMIENTO

El inicio y la duración del seguimiento post-UCI recogidos en la literatura es variable, con una duración que oscila entre 1 y 12 meses. En este aspecto, los factores logísticos y recursos humanos juegan un papel fundamental; además, el momento de inicio depende de las manifestaciones clínicas del PICS, las cuales difieren ampliamente entre los pacientes. Una consulta precoz (6-8 semanas tras el alta de UCI) parece adecuado para iniciar de forma temprana el programa de rehabilitación. Sin embargo, puede suponer un factor estresante para pacientes con trastorno por estrés postraumático. Son necesarios más estudios para establecer el inicio y la duración adecuados en el paciente con PICS.

MODELOS DE SEGUIMIENTO

La recomendación de la *Sociedad Americana de Cuidados Críticos* establece el uso de test diagnósticos de evaluación de la cognición a largo plazo, la salud mental y la función física. El *Montreal Cognitive Assessment (MoCA)* y la *Escala de Ansiedad y Depresión Hospitalaria* (HADS) fueron fuertemente recomendados para la evaluación de la cognición, ansiedad y depresión, respectivamente. Las escalas *Impact of Event Scale - Revised* (IES-R), IES-6, la marcha de 6 minutos y/o la escala *EuroQol-5D-5L,* tienen una recomendación débil para la detección del trastorno por estrés postraumático y la función física, respectivamente. Se recomienda una evaluación del PICS en pacientes seleccionados dentro de las 2 a 4 semanas tras el alta.

ABORDAJE MULTIDISCIPLINAR

Los profesionales actualmente incluidos en la consulta post-UCI presentan gran variabilidad. Pueden estar dirigidos por intensivistas, personal de enfermería, o ambos, pero también deben incluir a otros miembros del sistema de salud, como psiquiatras, fisioterapeutas, trabajadores sociales, farmacéuticos y especialistas en cuidados paliativos.

PREVENCIÓN

El PICS comprende un amplio abanico de patologías relacionadas con la salud física, cognitiva y psicológica, y la prevención de todas ellas está actualmente lejos de la realidad. Sin embargo, se ha demostrado la relación entre algunas de estas entidades, como el deterioro cognitivo y la aparición de delirium en la UCI. La aparición de síndrome confusional agudo y delirium es frecuente durante el ingreso en UCI, presente hasta en un 80% de los pacientes bajo ventilación mecánica. Tanto la aparición como su duración están asociados con el desarrollo de disfunción neurocognitiva, y aumentan la mortalidad durante el primer año tras el ingreso en UCI. El cumplimiento de las medidas ABCDEF ha demostrado una mayor supervivencia y menor aparición de Delirium en UCI.

La movilización precoz ha demostrado eficacia en la mejoría de la movilidad funcional de los pacientes quirúrgicos en UCI al alta hospitalaria. Otros aspectos fundamentales a trabajar en la recuperación de los enfermos con PICS incluyen la atención centrada en la persona y familia y formación permanente del equipo interprofesional. Hasta ahora, las estrategias para prevenir el PICS involucran la evaluación de fragilidad en el momento de admisión e individualización de plan de cuidados y rehabilitación.

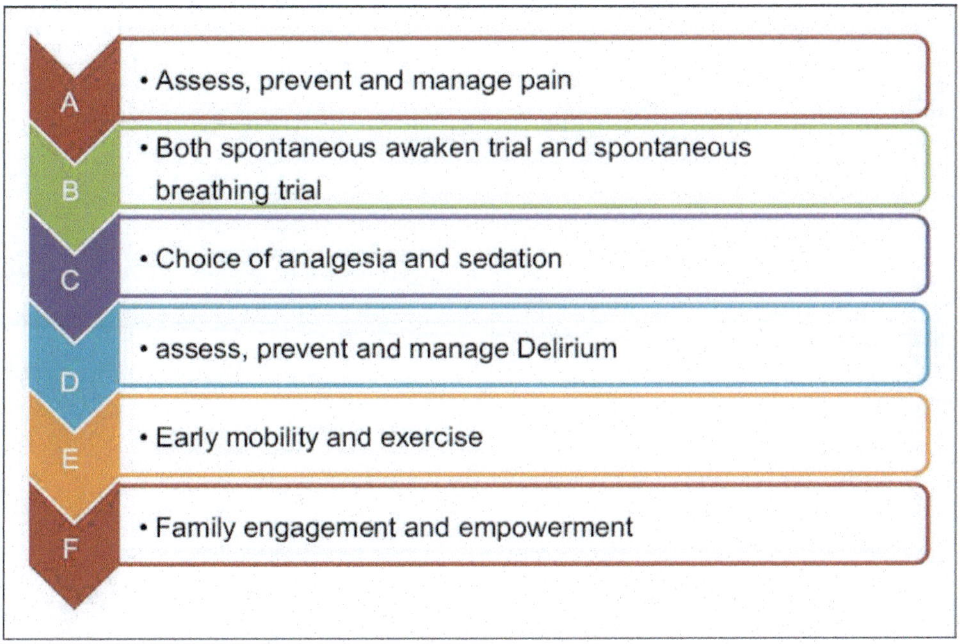

Figura 2. *Aljuaid. Saudi Critical Care Journal. 2019;3(1):48–51.*

* ABCDEF: *A - Evaluar, prevenir y controlar el dolor; B - Protocolos de despertar espontáneo y de respiración espontánea; C - Elección de analgesia y sedación; D - Delirio: evaluar, prevenir y gestionar; E - Movilidad Precoz y ejercicio; F - Participación de la familia.*

BIBLIOGRAFÍA

- Needham DM, Davidson J, Cohen H, Hopkins RO, Weinert C, Wunsch H, et al. Improving long-term outcomes after discharge from intensive care unit: Report from a stakeholders' conference. Crit Care Med. 2012 Feb;40(2):502–9.
- Wolters A, Bouw M, Vogelaar J, Tjan D, van Zanten A, van der Steen M. The postintensive care syndrome of survivors of critical illness and their families. J Clin Nurs. 2015; Mar 1;24(5–6):876–9.
- Schaaf M, Raiez F, van der Steen M. Recommendations for intensive care follow-up clinics; report from a survey and conference of Dutch intensive cares. 2015.
- Rohr M, Brandstetter S, Bernardi C, Fisser C, Drewitz KP, Brunnthaler V, et al. Piloting an ICU follow-up clinic to improve health-related quality of life in ICU survivors after a prolonged intensive care stay (PINA): study protocol for a pilot randomised controlled trial. Pilot Feasibility Stud. 2021 Dec 1;7(1).
- Mikkelsen ME, Still M, Anderson BJ, Bienvenu OJ, Brodsky MB, Brummel N, et al. Society of Critical Care Medicine's International Consensus Conference on Prediction and Identification of Long-Term Impairments After Critical Illness. Vol. 48, Critical Care Medicine. Lippincott Williams and Wilkins; 2020: 1670–9.
- Aljuaid M. The role of Saudi critical care trials group in advancing delirium prevention and management. Saudi Critical Care Journal. 2019;3(1):48–51.

- Rojas V. Humanización de los Cuidados Intensivos. Revista Médica Clínica Las Condes. 2019 Mar;30(2):120–5.
- García Jorge V, Álvarez González CE. Evaluación y tratamiento de la disfagia. In: Martin del Rosario FM, Ruiz Fernández MÁ, García Bravo AM, Martín Álamo MN, Sánchez Enriquez J, Méndez Suárez JL, editors. Manual de rehabilitación y medicina fisica. 2016: 1249–57.
- Hyzy R, Manaker S, Finlay G. Complications of the endotracheal tube following initial placement: Prevention and management in adult intensive care unit patients. UpToDate. 2021;1–4.
- Lembo AJ. Oropharyngeal dysphagia: Clinical features, diagnosis, and management. UpToDate. 2020: 1–17.
- Xia C, Ji J. The Characteristics and Predicators of Post-extubation Dysphagia in ICU Patients with Endotracheal Intubation. Dysphagia. 2022 Jun 21.
- Zuercher P, Lang B, Moser M, Messmer AS, Waskowski J, Schefold JC. Dysphagia incidence in intensive care unit patients with coronavirus disease 2019: retrospective analysis following systematic dysphagia screening. J Laryngol Otol. 2022 Jun 22:1-6.
- Perren A, Zürcher P, Schefold JC. Clinical Approaches to Assess Post-extubation Dysphagia (PED) in the Critically Ill. Dysphagia. 2019 Aug;34(4):475-486.
- Zuercher P, Moret CS, Dziewas R, Schefold JC. Dysphagia in the intensive care unit: epidemiology, mechanisms, and clinical management. Crit Care. 2019 Mar 28;23(1):103.
- Brodsky MB, Huang M, Shanholtz C, Mendez-Tellez PA, Palmer JB, Colantuoni E, Needham DM. Recovery from Dysphagia Symptoms after Oral Endotracheal Intubation in Acute Respiratory Distress Syndrome Survivors. A 5-Year Longitudinal Study. Ann Am Thorac Soc. 2017 Mar;14(3):376-383.
- Stam, H. J., Stucki, G., & Bickenbach, J. (2020). Covid-19 and post intensive care syndrome: a call for action. Journal of rehabilitation medicine, 52(4): 1-4.
- Bouza, E., Martín Delgado, M. C., & Santos Sebastián, M. (2021). Post-COVID syndrome: A reflection and opinion paper.
- Sociedad Española de Medicina Intensiva, Crítica y Unidades Coronarias (SEMICYUC). (2022, 15 junio). Paliar el Síndrome Post-UCI en

pacientes COVID-19 exige nuevos protocolos y evitar las medidas de aislamiento que impiden las visitas familiares.

- Fernández, T. (2020). El rol del Dietista-Nutricionista en el síndrome post-UCI: un reto para la comunidad. Revista Española De Nutrición Humana Y Dietética, 24(Sup 1): 60–61.
- Mata Márquez, J. M. (2018). Impacto de un programa de intervención para la prevención del Síndrome Post-UCI en familiares de pacientes ingresados en UCI. Dipòsit Digital de la Universitat de Barcelona.
- De la Mata, L. Martín M. (2022). Estrategias de prevención y control frente a la aparición del Síndrome Post-UCI en el paciente crítico y la familia. Una revisión narrativa
- Carrasco M, Zalaquett .M.Delirium: Una epidemia desde el servicio de urgencia la unidad de paciente crítico. Rev Médica Clínica Las Condes. 1 de marzo de 2017;28(2):301-10.
- Palencia-Herrejón E, Romera M, Silva J, de la SEMICYUC GD. Delirio en el paciente crítico. Med Intensiva. 2008;32(Supl.1):77-91.
- Celis-Rodríguez E, Díaz Cortés JC, Cárdenas Bolívar YR, Carrizosa González JA, Pinilla DI, Ferrer Záccaro LE, et al. Guías de práctica clínica basadas en la evidencia para el manejo de la sedoanalgesia y delirium en el paciente adulto críticamente enfermo. Med Intensiva. 1 de abril de 2020;44(3):171-84.
- Intervención para prevenir el delirio en pacientes en estado crítico en la unidad de cuidados intensivos (UCI). [citado 23 de octubre de 2022].
- Tocalini, P., Vicente, A., Carballo, J. M., & Garegnani, L. I. (2021). Diaphragmatic dysfunction associated with invasive mechanical ventilation in critically ill adult patients. Revista de La Facultad de Ciencias Medicas (Cordoba, Argentina), 78(2): 197–206.
- Charco Roca, L. M., Simón Polo, E. (2020). Evaluación ecográfica de la función diafragmática en el paciente crítico. Revista Electrónica AnestesiaR, 11(2): 1.
- SEPAR, S. E. de N. y C. T.-. (2017). Ecografía Torácica Volumen 1. In Manual Separ De Procedimientos (Vol. 33).
- Bains KNS, Kashyap S, Lappin SL. Anatomy, Thorax, Diaphragm. [Updated 2022 Jul 25]. In: StatPearls. Treasure Island (FL): StatPearls Publishing; 2022 Jan.
- Supinski, G. S., Morris, P. E., Dhar, S., & Callahan, L. A. (2018). Diaphragm Dysfunction in Critical Illness. Chest, 153(4): 1040–1051.

- Dres, M., & Demoule, A. (2018). Diaphragm dysfunction during weaning from mechanical ventilation: An underestimated phenomenon with clinical implications. Critical Care, 22(1).